별난 내과의사가 알려주는 **정력을 키우는 방법**

아무도 몰랐던 **부교감신경**의 **놀라운 힘**

별난 내과의사가 알려주는 **정력을 키우는 방법**

아무도 몰랐던 **부교감신경**의 **놀라운 힘**

조왕기 지음

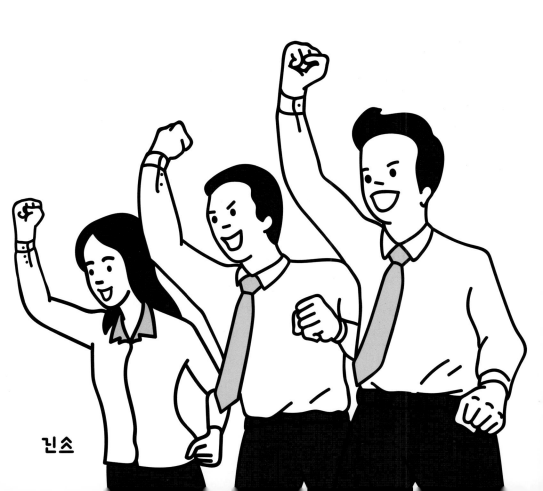

긴소

조왕기 원장은 내과의사이면서 한의, 기공, 최면과 정신수행인 명상을 배우고 익혀 수십 년 동안 체험하였으며, 이를 바탕으로 ≪별난 내과의사가 알려주는 정력을 키우는 방법≫을 저술하였기에 많은 사람에게 신뢰감과 신선함을 동시에 만족시켜주는 진정한 이익을 주리라 믿습니다. 이 책은 독자들에게 정력의 비밀을 알려주는 '성의 비전'이라 불릴만한 책입니다.

현재까지 45년간 명상과 요가를 가르치고 있는 저는 조왕기 원장과 30년 전에 기공을 인연으로 만나 지금에 이르렀으며 한의학 박사인 김양식 원장과 셋이서 ≪양방·한방 자연요법 내 몸 건강백과-웅진≫, ≪건강재테크≫라는 책을 두 권이나 출간하였습니다.

조왕기 원장은 양방과 한방, 명상, 기공을 오랫동안 공부하고 터득한 후, '정력 에너지에 관한 직접적 해결 방법'을 본인만 간직하지 않고 여러 독자들과 나누려고 이 책을 집필하였습니다.

이 책은 육체적인 방법과 정신적인 방법 두 가지를 동시에 제시하고 있으며, 정력과 부교감신경의 활성화 방법을 통하여 자신이 스스로 정력을 좋아지게 하는 실용적인 방법들을 제시하고 있습니다.

사람들은 정력과 스태미나가 좋아지려고 인삼, 보약, 비아그라 등 수

많은 정력제를 먹기도 하고 증명되지 않은 수많은 방법에 현혹되기도 합니다.

그러나 조왕기 원장의 책은 팩트를 기본으로 의학적·과학적 접근법을 통해 설명함으로써 독자들에게 훨씬 큰 신뢰감을 줄 것이라고 생각합니다.

조왕기 원장은 정력 문제를 의학적 관점에서 바라볼 수 있는 안목이 있었지만 이러한 귀하고 값진 방법을 책으로 공개하는 것에 대해 망설였을 것입니다. 그러나 우리 몸에 좋고 이로운 것을 널리 알리려는 마음이 많은 분이라 공개하는 것일 겁니다.

이 책이 세상에 널리 알려져서, 누구에게도 말 못하는 정력 문제로 힘들고 어려운 입장에 있는 분들에게 많은 도움이 되기를 바랍니다.

히말라야 명상센터 원장

박지명

조왕기 원장과의 인연은 46년 전에 시작되어 현재에 이르렀습니다.

조왕기 원장은 40여 년간 내과 전문의로서 자기 본분사를 유감없이 발휘하는 명의입니다.

그 명의라는 배경에는 젊은 의사 시절부터 한의학, 기공, 최면, 명상 등 의학의 외연을 끊임없이 넓히고자 하는 열정과 관심과 인간(혹은 환자)에 대한 사랑이 출발이었습니다.

실제로 이 분야의 이론과 실제를 배우고 몸으로 익히면서 많은 시간을 보냈습니다. 그 세월만큼의 내공을 쌓았고 이를 바탕으로 환자들의 진료와 치료에 좋은 성과를 얻을 수 있으리라 믿습니다.

작년 연초에 조 원장을 만나 장장 여덟 시간에 걸쳐 이 책에 대한 담소를 나눈 바 있습니다. 수행자 신분인 제게는 아주 흥미진진한 시간이 되었고 '아하!' 하는 감탄이 연발되었습니다. 우선 몸과 마음을 바탕으로 시작된 우리의 삶이 자전거의 두 바퀴로 비유한 설명이 절묘했습니다. 두 바퀴가 끊임없이 작동될 때 비로소 우리의 삶은 온전히 시작된다고 할 것입니다.

이 책을 정독하시어 몸과 마음에 대한 올바른 견해를 잘 이해하시고 그에 상응하는 수행을 실천해서 인생에서 목적하시는 바를 즐겁고 기쁜 마음으로 성취하시기 바랍니다.

우리 불교의 가르침에 파거불행(破車不行), 노인불수(老人不修)라는 말씀이 있습니다. 수레가 부서지면 움직일 수 없고 늙으면 수행할 수 없다는 뜻입니다.

조 원장의 의학적이고 오묘한 양생술은 백세시대에 필독서가 될 것임을 확신합니다.

원경 합장(속명: 윤희정)

강산이 4번 이상 바뀐 오랜 세월 동안 그를 옆에서 지켜볼 수 있었습니다.

그는 내과 전문의사로서 진료를 계속 하면서도 기공, 명상, 최면, 한방 등을 공부하여 깊은 경지에 이르렀으며 20여 년에 걸쳐 명상 서적과 기공, 건강 서적 등을 출간했습니다. 오랜 세월 지켜본 바로는 저자가 말하고자 하는 취지는 '처음으로 되돌아감'이라고 생각됩니다.

대부분의 사람들은 성인이 되고 나이가 들어가면서 되도록 성에 관련된 얘기는 자제하며 살아가는 것이 일반적이고 그렇게 하는 것이 올바른 처신이라고 생각합니다. 그러나 마음속으로는 성에 관한 관심이 높고, 만약 정력이 좋아지는 방법이 있다면 크게 관심을 가질 것입니다.

우리가 살아가면서 피할 수 없는 긴장과 스트레스, 분노와 슬픔 등이 만병의 근원임을 알면서도 조절하기가 힘든 게 사실이고 어쩔 수 없이 무거운 짐을 짊어지고 속을 끓이며 살아갑니다.

이런 문제를 근본적으로 해결하기 위해 이번에 조왕기 원장이 부교감 신경의 조절훈련을 통해 정력증강이 가능함을 알았으며, 정신적·육체적 건강관리 및 내 몸 안의 장기 기능 회복과 나아가서는 치료도 가능하다는 것을 이 책을 통해 널리 알리고자 하는 것입니다.

조왕기 원장은 건강 관련 일뿐 아니라, 라켓볼협회 스포츠 관련 업무도 열심히 하여 세계라켓볼연맹 부회장, 아시아라켓볼연맹 회장 일도 맡아서 국제적으로 민간외교의 역할을 톡톡히 하고 있습니다. 이런 바쁜 와중에 이처럼 훌륭한 양서를 쓴 작은 거인 조왕기 원장의 건승을 기원하며 평소 건강과 정력증강에 관심이 많은 분들에게 꼭 권해드리고 싶은 책입니다.

정형외과 전문의 장동우

한국인은 전 세계적으로도 양약, 한약, 건강식품을 많이 좋아하고 소비하는 국민으로 알려져 있습니다. 그만큼 건강에 관심이 많기도 하고 오랜 역사를 거치면서 쌓인 경험과 지식이 풍부하다는 의미도 있겠으나 잘못된 상식으로 기인한 경우도 많습니다. 근래에는 종편의 유행 또는 상술에 편승하여 특정 식품의 섭취가 건강법의 하나로 권장되기도 합니다. 그러나 식품은 편식을 금해야 하고, 약물은 편식을 권장한다는 것을 알아야 합니다. 식품에 편식을 금하는 것은 각종 영양소를 고루 섭취해야 하기 때문이고, 약물에 편식을 권장하는 것은 몸의 균형이 한쪽으로 치우쳤기 때문에 이를 교정하기 위함입니다. 지금 인간의 수명이 예전에 비해 수십 년이 늘어난 것은 의학이 발달했기 때문이기도 하지만 공중보건이 좋아졌기 때문이고, 거기에는 의사뿐 아니라 상하수도 등 많은 도시 전문가와 공학자들의 도움도 있었다는 것을 알아야 합니다. 즉 시대와 함께 모든 기술들은 발달하는 것입니다. 현재 우리나라는 양의사와 한의사로 직능 간 구분을 하고 있으나 인간의 질병을 연구하는 학문으로서 지향하는 바가 같고, 각기 특장점이 있어서 편견을 버리고, 제도적 보완이 된다면 상호보완적으로 상승의 효과를 거둘 수 있다고 생각합니다.

　양약을 쓰면 근원적으로 낫진 않지만 고통을 덜어주고 합병증을 예방하며, 수명을 연장할 수 있습니다. 이를테면 조현병, 우울증, 공황장애 같은 신경정신질환이나 고혈압, 당뇨, 고지혈증 같은 생활습관병이 그 예입니다. 한의학은 이들 병의 현상을 덮어줄 수는 없으나 그 병이 생기는 원인에 대한 탐구를 하고 장기적인 대책을 세우는 데 장점이 있습니다. 그중 하나가 한의학의 한 분야인 양생법(養生法)인데 이것은 일종의 한의학적 예방의학이며, 한약 중 보약의 개념은 병이 생기기 전 미리 몸을 튼튼하게 하는 방편의 하나입니다.

지금은 절친이 된 이 책의 저자인 조왕기 내과의사와의 만남은 그렇게 시작되었습니다. 30대 중반, 처음 조왕기 원장을 만났을 때 조 원장은 이미 기공(氣功)에 일가견이 있었고, 한의학에 흥미를 느끼고 있었기 때문에 곧바로 마음을 터놓고 얘기할 수 있는 상대가 되었습니다. 기공을 한의학으로 어떻게 푸는지 같은 기초적인 문답과 같은 질병을 놓고 양방·한방에서의 접근, 치료와 결과 같은 심층적 문제까지 수십 년을 함께 공부하며 이해의 폭을 넓혀 왔습니다. 그 결과 몇 권의 책을 공저물로 내놓기도 했습니다. 저는 학생 때부터 동의보감에 나와 있는 팔단금(八段錦)이라는 한의학에서는 도인안교라고 칭하는 일종의 동양식 체조를 하고 있었는데, 조 원장과의 교감을 통해 현대 생리학적 해설을 들을 수 있었고, 또 새로운 방법을 배울 수도 있었습니다. 한의학의 가장 기본적인 개념인 태소, 태극, 음양, 사상, 오행은 사물을 바라보는 관점이며, 양방에서 호메오스타시스(homeostasis: 항상성)라는 개념과 음양 평형의 개념은 결국 같은 것입니다. 인간의 생명력은 자가 치유 능력이며 음양이 서로 대립하는 가운데 서로 의존하여 어느 쪽으로도 치우치지 않게 평형을 유지함으로 발휘됩니다. 끊임없는 생명의 움직임을 한의학에서는 오행으로 풀이하고 양의학에서는 생리학으로 미시 분석합니다. 평형을 유지하는 능력은 흔히 면역력이라고도 이야기하는데 선천적인 능력과 후천적인 노력에 의해 달라질 수 있습니다. 건강의 삼대 조건이라면 마음이 굳건해야 하고, 신체가 구조적으로 균형잡혀야 하며, 영양상태가 좋아야 합니다. 올바른 양생법이란 다름이 아니라, 이들 세 가지를 바르게 함입니다. 이들 세 가지는 음양과 오행의 관계처럼 별개가 아니라 서로 따라갑니다. 이 책의 저자인 조왕기 원장은 수십 년을 정신적 명상(기공의 다른 이름)과 신체적 운동을 하면서 건강을 유지하였습니다. 그리고 오랫동안 직접 진료하면서 환자의 심리적 상태를 경험하고 이들을 현대 생리학과 접목시키면서 나름의 건강법을 정립한 것으로 생각됩니다. 그동안 만나면서 단편적으로 들어왔던 내용이 책으로 나온다니 체계적으로 다시 볼 수 있는 기회가 되어 저에게도 더욱 반갑습니다. 그중에는 저도 직접 실천하는 것들이 있지만 혹시라도 빠진 수련법이 있는지 살펴볼 생각입니다. 다른 사람들에게도 감히 일독을 권합니다.

김양식한의원 원장 한의학 박사 김양식

조왕기 원장이 새로운 책을 출간한다는 얘기를 듣고, 이번에도 누구나 이해하기 쉬우면서도 실생활에 많은 도움이 되는 책 일거라 생각되어 무척이나 기대가 컸습니다.

복잡한 현대를 살아가는 우리는 늘 긴장과 스트레스 속에서 피로감을 많이 느끼면서 살아갑니다. 그래서 긴장을 완화시키고 우리 몸의 내장기능을 활성화시켜, 건강을 유지하는 것이 중요합니다.

대부분의 사람들은 정확한 개념은 없어도 '자율신경', '교감신경, 부교감신경' 같은 말을 많이 들어 봤을 겁니다. 자율신경은 교감신경과 부교감신경으로 이루어지는데, 두 신경이 밸런스를 맞추면서 우리의 생리기능을 나도 모르는 사이에 자율적으로 조절해서 건강을 유지시켜 주는데, 이 기능이 떨어지면 '자율신경 실조증'이 생기게 됩니다.

자율신경 중에서도 부교감신경은 과다한 긴장과 스트레스를 풀어주고 호흡, 소화기능, 대장기능, 생식기능 등을 주관하는 신경입니다. 평소에는 우리가 직접 접근하기가 매우 어려운데 이 책에서는 부교감신경을 활성화해서 우리 몸을 건강하게 할 수 있는 이론과 실기를 알기 쉽게 설명했습니다. 조 원장은 내과 전문의로서 40여 년간의 임상경험과 해박한 의학지식뿐 아니라, 한의학, 기공, 명상 등을 많이 공부하시고, 실제로 기공 수련도 많이 했습니다.

일례로, 1990년 초부터 양방 각과 전문의와 한방 각과 한의사들과의 스터디 그룹을 결성하여 지금까지 계속 연구 활동을 하고 있습니다.

그리하여 양·한방 어느 한쪽으로 치우침 없는 지식으로, 우리의 궁금증 해소와 건강증진을 위해 많은 도움이 되는 지침서가 될 것이라 확신하여 이 책을 적극 추천하는 바입니다.

한의학 박사 신현기

현대사회는 인간수명이 길어져 100세 인생시대라고 합니다.

이 인생여정에 건강한 삶을 살아가는 것이 가장 기본적인 사람들이 많습니다.

그래서 의-약학계에서는 예방과 치료, 사후관리를 위해 그 분야의 전문가들이 많은 노력을 합니다. 환자들은 많은 병-의원과 약국을 이용하면서 건강을 추구하며 삽니다. 그럼에도 불구하고 과대광고, 인술이 아닌 상술로 환자들은 또 다른 고통을 겪기도 합니다.

이런 시대에 조왕기 박사님께서 집필하여 출간한 《별난 내과의사가 알려주는 정력을 키우는 방법》은 질병의 예방과 치료, 그리고 사후관리를 잘함으로써 건강한 삶의 이정표가 될 수 있는 책이라고 확신합니다.

조 박사님께서는 40여 년을 의학도로, 내과 전문의로서 마음으로부터 오는 신경성질환을 연구하기 위해 영성(정신세계)과 요가, 또한 양방의 약으로는 치료하지만 사후에 체력강화를 할 수 있는 약점을 보완코자 심층적인 영성에도 많은 성찰과 묵상을 하였습니다.

어느 한 분야에 치우치지 않고 종합적으로 건강하게 살 수 있는 방법을 제시해주는 이 시대의 건강전도사라고 확신합니다.

조왕기 원장님은 오랫동안 본인의 건강을 상담하고 진료하신 주치의이기도 합니다.

그는 환자의 상태를 바로 진료하고 치료뿐만 아니라 예방과 면역성을 키우는 건강관리를 할 수 있도록 합니다. 뿐만 아니라 내원한 환자가 영세민, 차상위 계층이면 치료비를 대납하거나 복지기관에 연결해주는 사랑의 손길을 펼치곤 합니다.

라켓볼 경기의 애호가로 다음 세대 국민건강을 위한 초, 중, 고 학교에 라켓볼 구장을 건립하여 학생들의 건강을 위한 체육 분야에 봉사하기도 합니다.

이제 공간적으로 만날 수 없는 사람들에게 건강하게 살 수 있는 비결을 이 책을 저술하여 공개하게 됨을 기쁘게 생각합니다.

조 박사님이 저술한 이 책은 주 월간지나 잡지에 나오는 말초신경을 자극해서 욕구 충족하는 외설적인 방법을 제시하는 것이 아니라 근본적 육체의 부분을 바르게 활용함으로써 몸 전체에 활력을 공급하는 방법을 제시해줍니다.

뿐만 아니라 인류의 번식에 가장 근본적인 것을 신학적인 면에서 영성을 다룬 것은 이채롭습니다. 창조주 하나님은 성경에서 남자와 여자를 창조하시고 생육하고 번성케 하며 충만케 하라는 것과 에덴동산에서의 아담과 하와는 벌거벗었으나 부끄러워하지 않았다는 말씀을 기반으로 해서 자연스럽게 성적인 주범을 잘 설명해 주고 있습니다.

인간에게는 두 가지 육체적인 본능인 식욕과 성욕이 있습니다. 식욕은 음식을 섭취하고 소화하여 배설함으로써 육체의 각 부분이 제 기능을 발휘하여 살아갑니다. 식욕은 음식을 먹을 때 자기 체질에 맞는 다양한 음식을 섭취하여 건강한 삶을 추구합니다. 성욕은 육체가 성장하여 생식기능이 발정되어 일어나는 현상입니다. 여기에는 개인, 가정, 사회적으로 공개되지 못하고 은밀하게 되어졌기에 지금까지 자연스럽게 공론화되지 못한 것이 현실입니다.

이 책을 한 번 읽고 끝나는 것이 아니라 또 읽어 숙지하고 훈련하면 건강하고 행복하게 살아가는 건강생활지침서가 되리라 사료되어 흔쾌히 추천합니다. 모든 사람들이 이 책을 읽고 숙지하여 훈련함으로써 100세 인생시대에 건강하고 행복한 삶이 되기를 바랍니다.

대한예수교장로회 수도교회 원로목사
사단법인 나눔과 기쁨 상임이사 이정규 박사

어디, 불편하세요?
몸이 예전 같지 않으시죠?

　몸이 아파도, 마음이 아파도 그건 다 해결할 수 있습니다. 이 책은 여러분의 건강을 지켜주고, 안정된 마음을 유지하는 방법을 구체적으로 알려드립니다. 접근법은 누구나 익히 알고 있는 방법을 택했으며 인체생리를 이용한 방법이라 효과가 확실합니다.

　정력증강을 통해 몸을 강하게 만들면 자신감이 한 단계 높아집니다. 시간에 구애받지 않고 생활 속에서 손쉽게 실행할 수 있는 방법들을 통해 정력증강은 물론이고 정신적·육체적 문제들이 좋아짐을 느끼게 됩니다. 실행방법은 현대의학 이론을 바탕으로 이루어져 안전하고 효과가 확실합니다. 배우는 방법은 어렵지도, 추상적이지도 않습니다. 그냥 보고 따라 하시면 됩니다.

　이 책을 통해, 그동안 우리가 갖고 있던 성에 대한 시각을 넓혀서 조금 더 다양화하면 무궁무진한 가능성을 지닌 내 몸이, 기대하지 않던 좋은 결과물로 여러분께 보답할 겁니다.

　제가 경험한 상황들이 정력증강 실행법에 큰 도움이 되었기에 이런 좋은 결과가 얻어지기까지, 그 과정을 간략하게나마 설명드리겠습니다. 저는 40년 동안 의사 생활을 하고 있는 내과 전문의입니다. 1994년 봄부터 10년간 매주 토요일 저녁, 한의과대학 외래교수님들과 스터디그룹을 짜서 서로의 분야인 내과학과 한의학 공부를 했습니다. 1990년대 초부터 수년간 부정기적으로 중국의 여러 곳을 돌며 기공 및 명상의 대가들을 만나고 배운 이후 현재에 이르기까지 연구하고 또한 알게 된 방법을 이용해 수련하고 있습니다. 현대의학을 전공한 제가, 명상과 기공을 배우고 한의사분들을 통해 한의학의 기본을 배운 후 참 오랜 세월이 흐르고 나서야 비로소, 각 분야에서 접한 지식과 경험들이 녹아들어 하나의 이론으로 재정립되었습니다. 사람들이 의학적으로 궁금해하던 건강 문제와 동양적 접근 방식의 정신세계에 관해 설명할 수 있게 되었습니다. 그중 하나가 정력에 관련된 문제 해결방법입니다.

정력의 개념

동양학적 개념: 정기신 이론

생명은 어떻게 유지가 되는지 동양 이론을 예로 들고, 의학과 연결 지어서 설명드립니다. 도가에서 이야기하는 인체의 생명을 이루는 세 가지 보배 즉 '정기신' 이론은 중국 진한시대에 쓰인 '황제내경' 이후 구체적인 이론으로 발전하게 되며 한의학의 기본 원리가 됩니다.

도가 이론과 한의학 그리고 현대의학의 관점에서 정기신 이론을 보면, 이론적으로나 임상적으로 설명하는 부분이 정확하게 들어맞습니다. 정기신 이론에서 '정'은 '기'에 의해 그 힘을 키우게 됩니다. '기'는 2가지 방법을 통해 얻을 수 있습니다. 수곡지기는 음식을 먹어서 생기는 에너지를 말하고, 천공지기는 호흡에 의해 얻어지는 에너지를 말합니다. 음식과 호흡에 의한 에너지가 합해져서 진기 또는 원기가 되며, 이것은 생명의 근원이 됩니다. '정기신'의 '신'은 정신, 정력, 신경, 마음을 의미합니다. 뇌는 육체를 조절하는 정신 즉 '신'이 됩니다. 세 가지 '정기신'이 합해져서 완전한 생명체가 되는 것입니다.

현대의학적 개념

음식물 속 영양분이 만든 에너지와 호흡을 통한 산소가 혈액을 통해 조직 내로 순환하며 생명을 유지하게 되는데, 이 과정은 오로지 한 곳을 제외하고는 우리가 손댈 수 없는 몸 속 오장육부에서 이루어집니다. 그 한 곳이 바로 정력을 담당하는 '생식기'입니다. 생식기는 우리가 알고 있는 기능 이외에도 숨겨진 기능이 대단한 곳입니다. 정력을 담당하는 신경줄기와 오장육부를 움직이는 신경줄기는 임무와 역할이 같기에, 정력이 정상적으로 작동하도록 "닦고 조이고 기름치면" 그 힘이 오장육부를 제대로 작동시켜서 건강하고 힘찬 100세를 보장할 것입니다.

순환의 과정이란 조직이 살아있음을 뜻하며 기능이 다소 저하된 곳은 순환을 활발하게 해주면 기능을 회복하게 됩니다. 순환되지 않거나 멈춘 곳은 썩습니다. 움직임이 둔해지고 느려질 때 그 순간을 정확히 알아채고 활동을 지원하면 기능은 되살아나며 한번 좋아진 기능이 다시 나빠지려면 꽤 오랜 시간이 지나야 합니다.

정력이란 무엇인가

정력의 정의

다양한 성적 자극에 의해, 적당한 시점에, 발기와 사정이 원활하게 이루어지는 힘을 말합니다.

발기가 안 되거나 발기력이 부족할 때 또는 사정이 본인의 의지와 관계없이 될 때 우리는 흔히 정력이 약하다고 합니다. 정력이 좋아지려면, 발기와 사정을 담당하는 신경줄기의 기능이 좋아져야 합니다. 정력은 유전적 또는 체질적으로 타고납니다. 그대로 놔두면 타고난 상태 그대로 작동을 하며 스트레스나 환경에 의해 약해지는 쪽으로 영향을 받게 됩니다. 내 몸 속 신경줄기의 기능을 좋게 하려면 작동 원리를 알아야 합니다. 조건을 맞춰주면서 관리를 해주면 틀림없이 정력은 강화됩니다.

정력증강이 필요하게 된 배경은 무엇일까

태초에 하늘과 땅이 열리면서 사람이 생겨나고 온갖 동식물이 번성하면서 이 이야기는 시작됩니다. 남자와 여자가 만나 자손을 두고 자식은 커서 다시 그 자손을 낳으니 마을이 생겨나고 나라가 번창하게 되었습니다. 오랜 세월이 흘러 이제 우리가 살고 있는 세대에서는 100세 시대를 얘기하고 있습니다. 불과 90년 전만 해도 사람의 수명이 그리 길지 않아서 20살 초반 나이에 결혼하고 자식을 낳고 키우면서 살다가 편해질 만한 나이가 되면 세상을 뜨는 일이 다반사였습니다. 50살도 안 된 나이에 세상을 뜨다 보니 당시에는 노화 증상은 크게 문제가 되지 않았습니다. 환갑이 되면 마을 사람들을 다 불러놓고 잔치를 벌이고 부모님 환갑잔치 비용 마련에 자식이 빚을 진다는 얘기도 심심찮게 들렸던 시절이 있었습니다. 하지만 요즘은 환갑잔치하는 사람도 없을 뿐더러 환갑잔치를 한다고 하면 오히려 이상한 사람으로 보는 세상이 되었습니다. 경제적 상황에 따라 위생 상태도 좋아지고 사람들의 의식 수준이 높아지다 보니 이젠 삶의 양보다는 질이 우선시되는 시대가 되었습니다. 요즘 흔한 말로, "오래 살면 뭐하나,

건강하게 살아야지" 하는 이 말이 노인층에서는 거의 화두 수준이 되었습니다. 환갑, 진갑 다 지난 사람이 현대사회에서는 장년층 대접을 받고 있습니다. 불과 한 세대 전 40~50대가 받던 대접입니다. 60대 초반은 지하철 경로석에 앉지도 못합니다. 법적으로도 할아버지로 인정받지 못하는 시대에 우리는 살고 있습니다. 60대 초중반에 접어들어도 스스로를 할아버지로 여기지 않고 아저씨쯤으로 여기다 보니 겉모습도 본인 마음먹은 대로 따라가서, 일단 외모가 나이에 비해 젊어 보입니다. 몸 관리에 신경 쓰고 운동을 열심히 합니다. 겉치장에 신경 쓰고 누가 할아버지라고 부르면 화를 내는 분도 계십니다. 이처럼 겉모습은 예전 50대 아저씨 또래인데 속 기능은 어떨까요? 예전 40~50대 아저씨들처럼 아무 문제가 없을까요?

세월은 속여도 나이는 못 속인다는 말이 있습니다. 시원하게 소변보기가 힘들어지고 성 기능이 약해지며 상대방 이름이 가끔 생각이 안 나고, 목소리가 커지고 융통성이 떨어지고 남에게 지지 않으려다보니 고집이 세집니다. 몸 밖의 모습은 예전과 크게 다르지 않은데, 몸 속이 조금씩 무너지기 시작함을 의미합니다. 본인 스스로 늙음을 인정하기 싫다 보니 건강을 유지시켜주는 약들에 의존하게 됩니다. 약의 힘으로, 불과 몇 년 전 상황과 비슷하게 몸이 유지되면 그 상태에 머물고 싶어합니다. 일정 시간 또는 일정 기간은 약해진 기능을 약이 대신해 주지만 노화의 속도를 당해내지 못해 결국은 의욕도 잃고, 자신감도 없어지게 됩니다. 가까운 친구들도 사고로 혹은 병으로 하나둘 세상을 등지고 정해진 수입도 없으니 이젠 그저 한 그루 겨울나무가 되어, 자신감 없는 모습으로 바뀌기 시작합니다. 예전처럼, 삶의 질적 향상을 위해 사는 게 아니라, 그냥 버티는 삶을 살아가기 시작합니다. 이와 같은 60대 중반 아저씨들의 삶은 그래도 덜 서러울 수 있습니다. 40~50대 아저씨들은 말 그대로 '청년 같은 아저씨'입니다.

패션 감각이나 관리 잘된 피부는 젊은 사람 못지않습니다. 사회적으로 직위도 있고 남부럽지 않게 살 여력도 있고 휴가 때는 외국 여행도 즐기면서 품격 있는 삶을 사는 경우가 많습니다.

그런데, 속 기능은 60대와 다르지 않은 분들이 점점 늘어가는 추세입니다. 탈출구가 없이 계속되는 스트레스 때문입니다. 발기도 잘 안 되고 사정 시점도 문제가 있는 등 성 기능 장애가 와도 의사 앞에 가서 상담할 의욕도 없고 그럴 의지조차 없습니다. 자신감이 떨어지니 집에서나 직장에서도 짜증만 늘고 점점 고집 센 아저씨가 되어 갑니다. "나 때는 말이야~~"를 외치며, 그렇게 살다가 정년이 되어 퇴직하면 그냥 떠밀리듯 할아버지로 넘어가게 됩니다. 그런 삶은 필연이고 어쩔 수 없는 것이라고 많은 분들이 생각하실 겁니다. 누구나 예외 없이 다 그렇게 생각하시죠? 현 상황을 되돌릴만한 특별한 방법도 없고 현대의학에서도 뾰족한 해결방법이 없으니 그냥 지켜보는 방법밖에 없다고 생각하실 겁니다. 세월을 되돌릴 수 있는 단 1퍼센트의 가능성이 있다면, 무너지기 시작하는 내 몸의 기능을 되살릴 수 있는 방법이 있다면, 누가 시도해 보지 않겠습니까? 그런데, 알고 보니 방법이 있었습니다. 그래서 여러분께 이 책을 통해 그 방법을 알려 드리는 겁니다. 놀라운 사실은 이 방법이 현대의학적으로 검증된 과학적인 사실이라는 겁니다. 돈이 드는 것도 아닙니다. 그렇다고 한약이나 양약을 쓰는 것도 아닙니다. 모 아니면 도처럼, 되면 다행이고 안 되면 할 수 없다는 식의 무모한 방법을 쓰지도 않습니다. 학문적으로 검증이 안 되어 뒷감당을 할 수 없는 길거리 마술도 아닙니다. 의학적으로, 과학적으로 검증된 사실을 여러분께 하나하나 풀어서 설명해드립니다. 여러분이 그대로 실행만 하시면 원하는 효과를 얻기에 충분한 내용입니다. 원하시는 결과를 얻고 나면 정말 고

마워해야 할 대상이 떠오릅니다. 그건 바로 '내 몸'입니다. 이런 엄청난 치유와 재충전 능력을 가지고 있는, 너무나 귀중하고 소중한 내 몸에 감사함을 느끼게 될 겁니다.

정력이 필요한 이유

정력을 담당하는 신경줄기 즉 부교감 신경은 정력 조절 기능 이외에 몸 속에 있는 심장, 폐, 위, 간, 쓸개, 췌장, 신장, 대장 및 방광 등 모든 내장 기관을 조절하는 기능도 동시에 맡고 있으며, 뇌의 기억장치를 관리해 줍니다. 각 기관은 정보를 공유하며 서로에게 이익이 되는 방향으로 상호작용을 합니다. 세월이 흐르고 스트레스에 오래 노출되면 연결도로는 끊어지고 양방향 통신이 두절되고 각종 질병과 치매 등에 시달리게 됩니다. 이런 일이 생기지 않도록 미리 예방하고, 사는 동안 건강하기 위해서는 신경줄기 즉 부교감신경을 말 그대로 "닦고 조이고 기름 쳐야 합니다." 그런데, 부교감신경줄기가 뻗어있는 중요 장기들은 몸 속 깊이 위치하기 때문에 기능이 불완전하거나 약해보이는 낌새가 보여도 우리가 어떻게 해 볼 방법이 없습니다. 만져볼 수도 없고, 내 의지와 관계없이 자동화 시스템에 의해 작동하기 때문에 우리가 끼어들 자리가 없습니다. 그러나, 정력과 관련된 두 가닥 신경줄기가 몸 밖으로 나와 있어서 우리가 만져볼 수 있고, 기능도 직접 조절할 수 있습니다. 밖으로 나와 있는, 정력을 담당하는 신경줄기의 기능이 회복되면 같은 뿌리에서 나온 몸 속 신경줄기의 기능도 회복하게 되고, 뇌 기능도 잘 유지할 수 있습니다.

1.

신경 기능을
강화해야
정력이
증진됩니다

2.
양방
한방
식사관리법

3.
정력증강법
활용

ENERGY
BOOSTING
METHOD

1.
신경 기능을
강화해야
정력이
증진됩니다

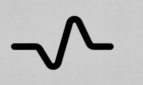

ENERGY
BOOSTING
METHOD

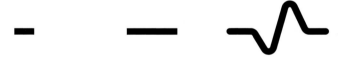

신경망이란, 온 몸을 거미줄처럼 연결한 신경줄기를 말합니다.
구석진 어느 한 곳에서 미세한 변화가 일어나도 알아채는
전기적 구조이며 이 방법을 통해 정력 감퇴가 감지되면
영양분과 산소를 공급해 되살리는 방법입니다.

정력증강법은
내 눈에 보이는 것을 이용해야
확실합니다.

정력을 좋게 한다고 알려진 방법은 밤하늘의 별만큼이나 많습니다. 밤하늘의 별은 너무 멀어 다가갈 수 없고, 자고 일어나면 흔적도 없이 사라집니다. 아무리 좋아 보여도, 그중 어떤 것을 택해도 부질없는 것이 되고 말지만, 다음 날 밤이 되면 별은 또 그 자리에 있기에, 평생 미련을 버리지 못하게 되는 이유가 됩니다. 우주선을 타고 가서 별나라에 도착하는 예도 드물게 있지만, 내가 할 수 있어야 의미가 있고 내가 원한 바를 가져야 뜻이 있습니다. 내

눈에 잘 띄고 편리하게 이용할 수 있어야 하며, 겉으로 드러나서 보이는 것을 대상으로 삼아야 결과 확인이 가능합니다. 그게 바로, 내 눈에 보이는 곳을 이용해야 하는 이유입니다.

정력을 좋게 하려면, 발기와 사정이 원하는 대로 돼야 합니다. 발기와 사정을 조절하는 신경줄기의 본체는 몸 속 깊숙이 자리 잡고 있어서 우리가 만져보거나 기능을 조작할 수 없으며 결과를 확인하기는 불가능합니다. 그러나, 너무나 감사하게도 우리가 직접 만져볼 수 있고 기능도 조절할 수 있는 '눈에 보이는 기관'이 있습니다. 그것은 마치, 복잡한 전선과 수많은 기계 부속품들이 들어 있는 TV 속 내부 구조를 우리가 손댈 수는 없지만, TV 밖으로 나온 두 가닥 전선 끝의 플러그를 이용하면 'TV에 전기를 공급'해서 정상적으로 작동시킬 수 있는 것과 이치가 같습니다.

사람의 몸도 TV 구조와 다르지 않습니다.
두 가닥 전선 끝의 플러그, 그게 바로 성기입니다.
따라서, 이 책은 자연히 '성에 대한 이야기'로 시작하게 됩니다.

성에 대해 아는 만큼,
활용도는 높아집니다.

어릴 적, 성에 대한 호기심이 많은 시절에 어깨너머 우연히 보거나 지나치다가 듣고 친구를 통해 알게 되는 것이 성 지식의 전부였습니다.

남이 들을까, 볼까, 들키지는 않을까… 숨기고 감추는 과정에서 나만의 비밀 아닌 비밀이 생기게 되고 평생을 안고 갑니다. 잘못 주입된 도덕관념과 사회적 분위기상, 성이나 정력 문제를 밖으로 드러내 놓고 얘기하기에는 껄끄러운 면도 있었을 것이고, 누가 손가락질하지는 않을까, 체면상에 문제가 생기지 않을까 하는 걱정도 있었을 것이라 생각이 듭니다. 이런저런 이유로, 성 얘기를 남들 앞에 대놓고 얘기하기에는 쉽지 않았을 겁니다. 왜 이런, 하면 안 되는 불문율이 생겼을까요? 자연 발생적으로 생긴 걸까요?

성적인 얘기는 내놓고 하면 안 된다는 사회적 통념이 만들어진 이유를 살펴보면, 여러 가지 목적을 위해 특정 계층에서 다분히 '의도적으로 성 문제를 왜곡시켰음'을 알 수 있는 정황들이 곳곳에서 나타납니다. 성을 통해 얻을 수 있는 '건강 증진 효과에 대한 진실'이 수백 년 아니 수천 년 동안 지워져 버리거나 중간 생략 또는 의도적 회피로 이어지게 되었고 마침내 성에 대한 진실은 음지로 숨고 어둠 속으로 사라졌습니다. 오랜 세월에 걸쳐 진행된 성의 진실 왜곡은 놀랍게도 이미 태초에 시작되었음을 다음의 글을 통해 우리는 알 수 있습니다.

종교적 측면에서 바라보는 올바른 성 지식이란 무엇인지, 언제부터 성 문제는 음지로 숨고 어둠 속에 자리하게 되었는지 간략하게 살펴보겠습니다.

종교적 관점에서 볼 때,
떳떳하고 자유롭습니다.

기독교적인 관점의 성과 복음

"아담과 하와의 관계는 사랑의 관계로서 부끄러워할 필요가 없었다.

그들의 성적 관계는 하나님께서 창조하신 것이었기 때문이다.

그러나 아담과 하와의 타락은 자신들과 하나님과의 관계 단절은 물론, 그

들의 결혼관계 즉 연합관계마저 단절시켜 버렸다.

남편이 아내를 다스리게 된 것(창 3:16)은 타락으로 인한 관계의 깨어짐

을 드러내는 것이다."

*저자 주: 아담과 하와=아담과 이브

자료: 최성훈 목사 저, 《섹스와 복음》, (사)기독교문서선교회, 2016년 발행

인간은 창조될 때 성에 대한 부끄러움을 몰랐으나, 사람들의 삿된 생
각과 행동으로 인해 성은 왜곡되어 안으로 숨거나 외면하였으며, 드러
내기 싫은 부분은 죄악시해서 음지로 몰아붙였습니다. 그런 과정이 오
랜 세월을 거쳐 반복되다 보니, 인류가 모여 살기 시작할 때는 올바르
고 위대한 '성에 관련된 진리'들이 사라지고 나쁜 것으로 내몰리면서 성
의 중간 설명 단계는 없어져서, 머리와 꼬리만 남게 되었습니다. 점잖은
척, 안 그런 척하거나 사회적·윤리적 방편을 써서 합리화시키고, 말없이
압도하는 방법을 통해 성은 말초적이며, 불결하고, 비이성적이기 때문에
건드리면 안 되는 분야로 매도하게 된 것입니다. 이런 왜곡된 성 문화는
사회적 구조까지 바꾸어 남녀 관계에서 성차별 문제까지 생기게 됩니다.

여기에서, 다시 한번 최성훈 목사의 저서 《섹스와 복음》의 한 귀절을
인용합니다.

"뱀에게 먼저 꾀임을 당한 하와를 통해
아담이 타락했다는 점을 지적하며
유대 사회는 여성의 신분을 격하시켰다.
따라서 여성은 남성과 동등하게 대화할 수 없었고,
심지어 자신의 아내와 대화하는 것조차 금지되었다(이상원, 2014).
장례식 행렬의 맨 앞에는 여성이 앞장섰는데,
여성이 남성보다 타락과 죽음의 운명에 더 가깝다고 생각했기 때문이다."

자료: 최성훈 목사 저, 《섹스와 복음》, (사)기독교문서선교회, 2016년 발행

좋고 즐겁고 아름다운 이성 간의 성 문제가 사회적으로 또는 시대 흐름의 오류에 의해 왜곡된 나머지, 성 얘기만 나오면 서로 경계하고 천박하게 여기며 사람 자체를 의심하는 지경에 이르게 됩니다. 성에 대해 물 흐르듯 자연스럽게 표현하며 상대방의 얘기를 들어주고 상호 이해하는 과정에서 내 몸은 건강하게, 좋게, 아름답게 바뀌고 내 마음은 순조로운 방향으로 향해서 나를 편안하고 안정되며, 평화롭게 만들어 줍니다. 이런 모든 것이 가능한 이유는 성 기능을 조절하는 신경줄기가 몸 속과 정신을 안정시킨다는 사실이 의학적으로 밝혀져 있기 때문입니다. 이 과정을 하나하나 쉽고 자세하게 알려드립니다.

정력증강법을 이용할 경우, 마음의 안정과 오장육부의 기능을 좋게 해 주어 이는 이른바 일거양득, 일타쌍피, 도랑치고 가재잡는 효과가 있고, 우리가 원하는 일들이 실제로 기대했던 것보다 훨씬 크게 이루어질 수 있습니다.

발기부전은 오장육부 기능이 무너지기 수년 전부터 나타나는 경고신호입니다.

자료: 해리슨 내과학 교과서(MIP 출판사) 16판 354장 자율신경계 질환 2,655페이지 일부 발췌

'발기부전은 몸 속 오장육부 기능이 무너지기 몇 년 전부터 시작된다'는 의학적으로 증명된 사실을 미리 알고 있었다면, 우리의 대처 방법은 달라졌을 겁니다. 아침마다 발기가 잘 안 된다면, 밤에 '음경 팽창' 기능 소실과 '완전한 발기'가 안 된다는 것을 의미하며 몇 달 전에 나타나는 증상이므로 유의해야 합니다.

정력 관련 증상은 시점을 놓치지 않는 것이 중요합니다. 정력과 관련된 신경줄기는 우리 몸의 내장 기관이나 심장 박동, 체온 조절, 호흡, 수면 등 생명 유지 기능을 동시에 맡고 있어서 성 기능 약화 증상을 미리 알고 조치하면 정력이 좋아지는 것은 물론이고, 몸과 마음까지 튼튼하게 해 줄 수 있다는 것이 이 책 내용의 핵심입니다.

정력이 좋아지면 내 몸이 건강해지는 이유

정력은 완전한 발기와 사정의 힘을 말합니다. 그중 발기는 부교감신경이, 사정은 교감신경이 맡습니다. 두 신경이 씨줄과 날줄이 되어 정력 기능을 완성시킵니다. 발기가 제대로 안 되면 부교감신경 기능이 약하다는 뜻인데, 아무런 조치 없이 그대로 방치하면 부교감신경의 영역인 오장육부 기능도 약해지게 됩니다.

발기부전이 나타나는 과정은?

젊은 사람의 경우 스트레스가 첫 번째 원인으로 꼽힙니다. 그 외에도

유전적 요인에 의한 남성호르몬 수치가 관여하고, 생활습관병 즉 비만, 당뇨, 고혈압, 고지혈증, 천식 등이 원인이 됩니다. 원인은 다양하지만, 결국 성기로 가는 혈액 공급이 제대로 되느냐 하는 문제가 정력을 좌우합니다. 혈액 공급이 제대로 되느냐 하는 것이, 발기부전이나 사정의 정도를 조절하는 최종 관건이 됩니다. 혈액의 공급이 안 되면, 영양분이나 산소의 공급이 부족해지고 신경줄기의 기능도 떨어져서 서서히 그 기능을 잃게 됩니다. 주기적으로 정충이 만들어지고 배출되는 반복과정이 유지되어야 하는데, 생산과 운반, 배출 그리고 순환과정에 문제가 생기게 됩니다. 오래 지속되는 경우, 몸 속의 거미줄 같은 신경망을 총괄하는 본부에서는 맡은 일도 안 하고 빈둥되는 비뇨기관 쪽으로 보낼 피를, 애타게 혈액을 기다리는 다른 곳으로 보내게 됩니다. 결과적으로 혈액 속 산소와 영양분이 덜 가게 되고, 신경망도 망가지는 악순환이 연속됩니다.

정액이 분사되는 과정인 사정은 교감신경에 의해 일어납니다. 조기사정, 즉 조루는 불안이나 과거의 안 좋은 성 관련 기억이 잠재의식 속에 남는 것과 관련이 있습니다. 조루 증상을 개선하려면 행동요법이나 세로토닌 재흡수 억제제 등의 약물(프릴리지)이 도움이 됩니다(해리슨 내과학 교과서에서 발췌). 일종의 항불안제 역할을 하는 약제이며 국내 개인의원에서도 처방을 받으면 어렵지 않게 구입이 가능합니다.

발기부전이 생길 확률은 40~70세 남성 52%에서 나타납니다. 빈곤(14%), 이혼(14%), 낮은 교육수준(13%)의 남성에게서 빈번하게 나타났습니다(미국 기준).

우울증, 분노, 스트레스는 발기부전의 심리적 요인이 됩니다. 특히 중요한 원인은 흡연입니다. 당뇨 환자의 1/3~3/4 확률로 발기부전이 생깁니다. 심리적으로 불안하게 되면 음경 근육의 긴장성이 높아져 혈관이 수축하게 되고 피의 흐름이 부족해서 혈관을 꽉 채우지 못해 발기부전이 생깁니다. 자기 목표에 대한 불안감, 우울증, 가족 또는 친구, 주변사람들과의 갈등, 성적으로 발산을 못하는 경우, 성적 학대, 임신이나 성병에 대한 불안도 원인이 됩니다. 정신적인 평온과 안정을 해치는 심리적 상태는 흥분신경(교감신경)을 자극해서 혈관을 수축시키며, 발기를 담당하는 신경(부교감신경)을 억제해서 발기부전을 일으키게 됩니다. 발기부전 증상이 오래 지속되면, 혈액 공급이 시원치 않은 전립선도 기능이 떨어져서, 소변이 안 나오는 전립선비대증 증상이 나타납니다.

발기부전 증상은 뇌, 심장, 호흡기, 내장기관 등 부교감신경의 지배를 받는 곳의 증상이 나타나기 수년 전부터 시작되며, 서서히 진행되어 뇌와 내장기관의 기능이 떨어지게 된다는 경고를 오랜 시간에 걸쳐 계속 보냅니다. 장기의 기능이 약해지기 시작하는 현상 중 발기부전이 제일 먼저 나타나는 증상입니다.

우리는 이 책을 통해서 자율신경이 약해지기 시작할 때 빨리 알아채고, 방법을 찾으면 되며 방법을 알고 실천하면 예전 기능을 회복할 수 있습니다.

"환자의 대부분은 성 기능 장애로 상담하기를 꺼리므로 의사는 성 기능 장애에 대한 얘기를 환자를 대상으로 직접 언급하고 끄집어내어 적극적으로 대응해야 된다."라고 내과학 교과서에서 권장할 정도입니다.

자료: 해리슨 내과학 교과서 43장 내용 발췌

정상적인 남성의 성 기능은 다음과 같은 순서를 밟습니다.

1. 완전한 성욕
2. 발기 및 발기 상태를 계속 유지할 수 있는 능력
3. 사정
4. 적절한 발기 감퇴

엉덩이뼈 속 부교감신경줄기가 혈관 확장 물질인 일산화질소를 내보내서 페니스 혈관이 넓어져 피가 많이 가게 됩니다. 그러면, 페니스 동맥 속에 피가 꽉 채워지고, 페니스 근육 안에 있는 핏줄 밸브가 닫히면서 들어온 피가 못 빠져나가게 됩니다. 그 결과, 음경 근육 속 혈관에 피가 꽉 차고 음경 크기가 커지며 딱딱해져 원기둥 모양을 유지하게 됩니다. 발기는 직접적인 음경 자극 없이도 가능하며, 상상력과 심리적 자극을 통해서도 가능합니다. 발기는 중추신경(뇌, 척추에 있는 신경)과 부교감신경, 이 두 가지가 담당합니다. 보거나 듣거나 몸을 만지거나 성기를 직접 자극하면, 반사적인 반응이 이어지며 부교감신경이 그 역할을 담당하게 되는 것이죠. 발기가 원하는 만큼 안 되고, 되더라도 힘이 없어 이리저리 휘거나 발기가 오래 지속되지 못하는 경우 또는 발기 후 너무 빨리 혹은 너무 늦게 사정이 되는 등 발기부전의 다양한 이유는 나이 이외에도 심리적인 자신감 부족, 불안, 초조 상태 또는 성에 대한 이전 트라우마 등 뇌에 입력된 정보가 작용하기 때문입니다.

이른 아침 자발적인 발기 횟수가 줄어드는 것은 밤에 음경이 커지는 기능의 소실과 함께 부교감신경이 약해지기 시작했음을 의미합니다. 완전한 발기불능이 나타나기 수개월 전에 나타나는 전구증상입니다(해리슨 내과학 교과서에서 발췌).

이 때가 정력증강법을 써야 할 절호의 시점입니다.

여성 성 기능 장애 증상(해리슨 내과학 교과서 발췌 인용)

여성 성 기능 장애도 남성의 발기부전과 마찬가지로, 자율신경의 기능 부전으로 생기게 됩니다. 여성 성 기능 장애는 성욕이상, 성흥분 장애, 성교 시 통증, 극치감 약화로 분류됩니다.

여성 성 기능 장애의 원인은 성과 관련된 정신적 트라우마 또는 환경적 스트레스에 의해 유발되기도 하며, 동맥경화에 의한 심혈관질환, 호르몬 관련 질환, 고혈압, 신경질환, 흡연 외에 성적 학대, 생활 스트레스, 술, 수면제, 알레르기약, 이뇨제, 고혈압약 등입니다.

여성의 성 반응은 남녀가 비슷합니다. 여성의 성 반응으로 나타나는 질 윤활 물질은 성 흥분 때 골반으로 가는 혈액의 흐름이 증가함에 따른 혈청의 누출액입니다. 각종 혈관질환이 있을 때, 피 흐름이 충분하지 못하면 질 윤활 물질이 제대로 안 나와서 성교 시 통증을 일으킵니다. 성적 흥분에 의해 혈액이 음핵과 주변으로 모이며, 극치감에 도달하기 위해서는 척추에서 나오는 교감신경(사정을 담당하는 신경)이 잘 작동해야 되는데, 척추를 다친 여성은 극치감 장애가 흔합니다.

여성 성 기능 장애는 다음 3가지로 나뉩니다.
- 성욕 감소: 호르몬에 이상이 있을 경우, 성욕이 아예 없거나 성 활동의 반복성이 줄어듭니다.
- 성흥분 이상증: 성적으로 전혀 흥분이 안 되는 경우 극치감 소실
- 성 통증 이상: 성교가 아닌 성적 자극에 의해서도 생식기 통증이 반복적으로 나타나는 경우

특별한 치료법이 개발되지 않았으며, 여성 호르몬, 에스트로겐 보충제 사용이 도움을 줍니다. 이는 질이 위축되거나 성교 시 통증의 감소, 음

핵의 민감도 개선에 도움을 주며 약을 먹는 것 보다는 국소적 사용법이 전신영향을 주지 않아서 선호되고 있습니다.

남성과 마찬가지로 부교감신경이 자궁과 난소의 기능을 조절하므로 적절한 '부교감신경 활성법'을 시행하면 도움이 됩니다.

METHOD

발기부전, 정력감퇴, 성욕저하 치료법

수기법

정력이 쇠퇴하거나 발기부전 혹은 전립선비대증 등 비뇨기계통의 근본적인 원인은 혈액이 제대로 가지 않기 때문입니다. 기능이 떨어지는 부위에 혈액이 많이 가면 혈액 내 산소가 많이 공급되고 섭취한 영양분이 분해되어 에너지원으로 공급됩니다. 산소와 에너지원의 공급이 늘면, 신경줄기세포 수가 늘어서 원활한 교통망을 확보해서 조직의 기능이 원상복구 됩니다. 우리 몸의 기능이 살고 죽는 문제는 결국 혈액 순환의 문제입니다. 발기부전이나 기타 전립선비대증 때에도 의학적인 치료는 결국 혈액이 많이 가도록 하는 것입니다. 노인성 전립선비대증 치료약도 혈관을 확장시키는 약으로, 약의 작용은 혈관을 확장시켜 산소와 영양분을 전립선에 공급하는 약제입니다. 발기부전을 치료하는 비아그라, 씨알리스 기타 다양한 치료제도 역시 혈관을 확장시켜 피를 많이 가도록 작용하는 약입니다.

비뇨기계통 혈관을 확장시키는 약물의 단점은 첫째, 약효 지속 시간에만 유효하며, 장기적으로 사용 시 약에 대한 내성으로 인해 그 효과가 떨어진다는 것입니다. 둘째, 발기 증상만 일시적으로 없애줄 뿐, 다른 장기 기능을 조절해 주는 효과는 없기 때문에 임시방편일 수밖에 없습니다. 급한 곳의 불만 끄는 것이라고 얘기할 수 있습니다.

발기를 위한 의학적 방법으로, 여러 가지 보조기구를 사용하는 방법도 있습니다. 발기용 튜브 삽입 수술을 하거나, 또는 음경 혈액을 가둬놓고 차단시키는 링 등 기타 기구를 사용하는 경우도 있으나 일상생활에 불편함과 또는 사용상 불편함 때문에 쉽게 접근하기에는 아직 문제점이 많습니다. 또한, 근본적인 해결 없이 순간적인 효과를 보기 위해 사용하는 약물이나 기구 등 기타 방법은 정신적인 측면에서, 약이 없을 때 나타나는 자신감 상실과 위축으로 이어질 수 있으며 상대방에게도 그리 좋은 인상을 주지 못합니다. 자연적이고 순리에 따르는 방법을 써서 비뇨기계통에 피가 많이 가도록 하면 모세혈관이 재생되고 혈관도 확장되는 효과가 있으며, 신경줄기까지 활성화됩니다. 이 과정에서 뇌−비뇨기 축은 갖가지 신경전달물질과 체내 호르몬 분비를 촉진해서 몸과 정신에도 좋은 결과를 가져다줍니다. 수기법은 자연을 거스르지 않고 순리적이며 인간의 생리에 맞는 근본적 해결방법입니다. 이런 접근방식은 자연 정력증강법의 제일 중요한 포인트입니다. 꾸준한 마음으로 몸 건강을 위해 걷기 운동을 하듯, 그런 마음 자세로 접근한다면 정신 건강은 물론 육체적으로 자신감 넘치는 생활을 영위할 수 있습니다.

수기법에는 여러 가지 방법이 있습니다. 비뇨기 마사지법은 피부 및 근육 모양과 방향에 따라 마사지함으로써 해당 부위의 혈관 확장과 혈액 순환을 증가시킵니다. 혈액 순환이 잘 되면 산소와 영양분에 의한 정충 생성이 원활해지고 정액 배출을 위한 정소의 기능이나 전립선의 기능도 향상되어 성 기능 활성화에 크게 기여를 하게 됩니다. 정기적인 정액 배출은 정액 생성을 촉진하며 혈관을 넓히고 근육이 활발하게 움직일 수 있도록, 운동을 담당하는 부교감신경줄기가 활성화되어 눈에 띌 정도로 정력 기능을 좋게 해 줍니다. 비뇨기관을 통해 부교감신경을 활성화시키는 방법은 들으면 누구나 알 정도로 쉽고 효과도 확실합니다. 왜 아직까지 그런 사실을 모르고 지냈나 싶을 정도입니다. 음경과 고환은 몸 밖으로 노출되어 있어 정력증강에 도움이 되는데도 불구하고 정력 기능을 강화시키는 데 사용하지 않았습니다. 막연히 생각하건대, 그곳은 건드리면 안 되는 급소쯤으로 누구나 생각해왔던 것 같습니다. 인체에서 흔히 급소라고 알려진 부분은 중요한 부분임에 틀림이 없습니다만 급소에 대해 완전하게 파악하고 접근하면, 우리가 얻을 수 있는 성과는 생각한 것보다 훨씬 더 큽니다. 비뇨기계통 기관이 그중 하나입니다.

급소의 사전적 의미를 보면,

- 외부 타격에 극히 민감하며 정도에 따라 목숨이 좌우되는 부위
- 사물의 가장 중요한 곳으로 나와 있습니다.

아무리 중요한 곳이라도 방치하고, 있는 그대로 놔두면 그 기능을 잃고 중요한 만큼의 대접도 받지 못합니다. 자주 신경 써주고 쳐다보고 관리를 해주는 사물은 먼지도 끼지 않고 보기에도 좋으며 기능상으로도 좋습니다. 정력에 대해 신경을 써준다는 의미는 원활한 혈액 순환 보장을 뜻합니다. 혈액 순환이 잘 되게 하려면 근육의 결을 따라 운동을 시켜야 됩니다. 혈액 순환이 잘 되도록, 근육을 자주 운동을 시켜주면 정력이 좋아지는 것은 본인 스스로 수개월 안에 느낄 수 있습니다. 마사지 방법은 아주 쉽습니다. 둥근 곳은

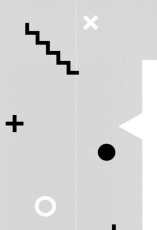

둥글게, 길쭉한 것은 그 방향에 맞게 자극을 주면 됩니다. 당기거나 밀고 두드리거나 누르고 비비거나 흔들 수 있습니다. 근육과 생김새에 따라 그 모양대로 근육을 약하게 또는 부드럽게 마사지를 해주고 자극하고 운동을 시킵니다. 혈액 순환이 좋아져서 기능이 향상됨을 느끼는 데는 그리 오래 걸리지 않습니다. 익숙해지기까지, 몸에서는 이전의 상태를 유지하려고 꾸준한 저항을 합니다. 그러나 이런 상황을, 거쳐 가는 과정이라고 생각하고 꾸준히 유지하다 보면 몸은 곧 새로운 상태에 익숙해집니다.

마사지는 크게 3군데로 나누어 시행합니다. 음경, 고환, 회음부 주변(고환부터 항문 전까지)입니다.

- 음경 마사지법은 누구나 알고 있기 때문에 생략하겠습니다.
- 고환 마사지법: 손바닥에 호두를 넣고 움직여 운동하는 방법과 동일하나 부드럽게 시행합니다.
- 고환 밑에서 항문 전까지 연결되는 회음부 영역을 세 손가락으로 누른 상태에서 약하게 마사지를 해 줍니다.

자극을 주면 담당 신경줄기는 반응을 일으킵니다. 신경줄기의 자극은 혈액을 끌고 들어온다는 의미와 같습니다. 혈액이 혈관 내로 밀고 들어오면 근육에 공급되는 산소와 영양 공급이 원활해집니다. 음경 내 스펀지 근육에 분포하는 동맥에 서서히 피가 차면서 발기 기능이 작동하게 됩니다. 발기가 되면 음경 주변의 다른 비뇨기 조직에도 혈액 순환이 증가하여 혈액 내 산소와 영양 공급이 이루어집니다. 이후, 발기에 관여하는 부교감신경줄기를 활성화시키는 다양한 방법을 통해 여러 가지 이득을 얻을 수 있습니다. 왜냐하면 부교감신경은 발기를 시키는 기능 이외에도 몸의 핵심이 되는 수많은 장기 기능을 담당하기 때문입니다.

자가발전식 사정법
자가발전식 사정법은 자기 스스로 발기를 유도해 사정에 이르는 방법을 말합니다. 발기는 다양한 방법으로 가능하며 시각, 청각, 후각, 피부 자극, 촉각 등 오감 뿐 아니라 직접 자극, 상상 등 모든 감각기관을 통해 복합적 반응으로 유발될 수 있습니다. 발기는 천추(엉덩이뼈 2번~4번째 척수)에서 나오는 부교감신경이 음경에 반응해서 음경 혈관에 피를 많이 보내서 발기가 됩니다. 발기는 동맥 속에 꽉 찬 혈액이 일정 시간 머물며 지속되다가 적당한 시간이 경과 후 자율신경의 명령에 의해 사정을 하게 됩니다. 피가 머물러있는 동안 근처 조직은 혈액 내 산소와 영양분을 공급받을 수 있고 그 힘으로 음경의 근육은 단단해지고 원활하게 작동하게 됩니다. 사정 후, 음경에 몰려 발기를 일으켰던 피는 원래의 위치로 되돌아가서 본연의 임무, 즉 산소와 영양분의 공급 임무를 지속합니다. 이런 과정이 규칙적으로 이루어지면 신경줄기와 혈관이 활발하게 활동을 해서 신경줄기에서 분비되는 물질인 아세틸콜린 작용이 강화되어 음경 근육도 더욱 활발한 활동을 하게 됩니다. 발기 후 사정이 되려면, 정액 생산이 원활하게 이루어져야 하며 한번 배출된 정충을 부고환에 채우는 데는 3일의 기간이 소요됩니다. 정액 배출 시기는 개인에 따라 차이가 있으나 자율신경의 자극과 건강 회복이 목적인 경우 3일 간격이 적당할 것으로 생각됩니다. 사람마다 정력의 세기는 유전적으로나 체질적으로 또는 나이에 따라 크게 다를 수 있고 정도의 차이가 있습니다. 3일 간격 정액 배출법은 진행 과정에서 연령과 능력에 따라 다소 힘들게 느낄 수도 있으니 적응될 때까지는 느슨하게 진행하면 됩니다. 3일 간격 정액 배출법의 진행 과정에서 여러 가지 불편한 점이 생기지만 음경도 근육인지라 곧 적응이 되며, 정액 보충 주기에 맞는 생리적 리듬을 따르기 때문에 몸이 서서히 적응하게 됩니다. 정력증강을 위한 자율신경의 강화는 신경줄기의 가지가 뻗어있는 눈, 얼굴, 목, 심장, 기관지, 식도, 위, 간, 췌장, 소장, 대장 등의 소화기관 강화와 혈액 순환에 도움이 됩니다. 우리가 어찌해 볼 수 없는 본능적 활동 즉 호흡, 심장박동, 체온조절, 수면 등의 기능을 맡고 있는 자율신경 강화에도 도움이 됩니다. 자가발전식 사정법은 어떤 부작용도 없이 발기 및 사정이 가능하도록 도와주며 규칙적으로 꾸준히 실행할 경우 전립선이나 방광의 기능을 좋게 해 줍니다. 부교감신경의 규칙적인 자극이 혈액 순환을 증가시켜주기 때문입니다.

결론을 먼저 말씀드리면, 풍선불기법은 부교감신경이 지배하는 영역인 몸 속 내장기관을 깨워주는 방법이며 마사지법으로 혈액 순환을 증가시키고 비뇨기관에 적당한 자극을 주어 깨어나게 해서 담당기관의 기능을 원활하게 해주는 역할을 합니다. 자가발전식 사정법은 약해진 기능을 회복시켜주고 잃어버린 리듬감을 찾아주며 생산과 소비의 패턴에 맞추어 사람 몸을 활동시킴으로써 몸 전체가 원활한 활동이 가능하도록 도와줍니다. 사람의 몸은 기계와 달리, 스트레스에 의해 일부 기능이 약해지거나 노후되었다 하더라도 반복되는 훈련으로 근육을 강화시키고 영양분과 산소를 공급하면 그 기능이 되살아납니

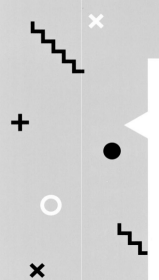

다. 나이가 들어 뼈가 약해지고 머리부터 발끝까지 뼈관절 균형이 깨져 몸이 틀어지고 배가 나와도 꾸준한 유산소 운동과 근력 운동으로 근육의 조화가 되살아나 기능이 회복될 수 있음은 과학적으로 증명된 사실입니다. 훈련을 통해 회복된 기능은 그대로 내 것으로 남아 건강한 삶을 영위할 수 있게 해줍니다. 자가발전식 사정법은 발기와 사정이 이루어지는 과정에서 심장 박동 수의 과다한 증가나 급격한 혈압 상승 및 과흥분상태를 유발하지 않습니다. 발기와 사정이 진행되는 과정에서, 주변 상황에 따라서는 흥분상태가 지나쳐 혈압의 급격한 상승, 기존 심장질환의 악화, 뇌혈관이 막히거나 터져서 생기는 뇌경색 또는 뇌출혈 등의 위험률을 증가시킵니다. 그러나 자가발전식 사정법의 경우 이런 위험성이 줄고 안전합니다. 일정한 규칙을 두고 발기 연습이 가능하며, 사정의 시기를 본인이 조절할 수 있습니다. 자가발전식 사정법을 통해서 발기와 사정까지 단계별 연습이 가능합니다. 정액의 구성 성분이 정충 뿐 아니라 정낭액과 전립선액으로 이루어지기 때문에 고환, 정낭과 전립선의 기능을 정상적으로 유지할 수 있도록 도와줍니다. 이 방법은 주변 혈액 순환을 원활하게 하므로, 전립선 비대증 치료와 발기부전 개선에 크게 이바지합니다. 적당히 안정된 심리상태에서 부교감신경이 활성화되면 발기가 되고 이어지는 사정 단계를 교감신경이 맡아줌으로써 발기와 사정의 과정이 조화롭게 활성화될 수 있습니다.

풍선불기법

정력증강 훈련법은 발기와 사정을 담당하는 자율신경 훈련법입니다. 부교감신경은 발기를 담당하고 교감신경은 사정을 담당합니다. 규칙적인 발기 연습은 부교감신경줄기가 규칙적으로 활성화됨을 의미하며 활성화된 부교감신경줄기 끝에서 아세틸콜린 분비가 잘 되면 음경 근육의 힘과 혈액 순환이 좋아진다는 것을 뜻합니다. 혈액 순환이 좋아지면 주변의 전립선과 정낭 고환의 혈액 순환도 좋아집니다. 강화된 부교감신경줄기는 정력을 좋게 해주고 자기 영역인 소화기관의 운동을 정상화시키며 근력 강화 및 뇌를 활성화시켜서 치매를 예방해

주는 등 노화현상을 없애주는 훈련법이기도 합니다. 풍선불기법은 한번 설명을 들으면 그 자리에서 바로 할 수 있는, 쉽지만 효과는 확실한 방법입니다. 풍선불기법은 내 머리 속으로 떠올린 풍선을 이용해서 호흡하는 방법입니다. 부교감신경이 분포하는 내장기관을 풍선이 지나가면서 간접적으로 활성화시키는 방법이며 우리가 원하는 부교감신경줄기 활성화를 이룰 수 있는 호흡법입니다. 이 방법을 설명드리기 전에 미리 말씀드릴 부분이 있습니다. 여러분께서 이전에 한번쯤 들어보신 복식호흡, 단전호흡과 다릅니다. 이 얘기를 먼저 말씀드리지 않으면 여러분들이 혼동하실 수 있고 우리가 목적하는 방향과 다른 방향으로 가실 것이 걱정되어, 차이점을 간단히 설명드립니다. 단전호흡이나 복식호흡은 정신을 집중해서 단전 또는 하복부에 생각을 두고 호흡하는 방법입니다. 즉, 집중하는 부위가 고정되어 있습니다. 풍선불기법은 풍선이 부풀거나 바람이 빠지는 부분을 쫓아가며 집중하는 방식입니다. 즉 정신을 집중하는 부위가 풍선이 부풀거나 바람 빠지는 상황에 따라 변하게 됩니다. 풍선불기법은 풍선으로 공기가 진입하는 단계에서 먼저 흉곽이 부풀고 풍선이 점점 커짐에 따라 나중에 배가 부풀게 됩니다. 정신은 호흡에 집중하지 않고 풍선이 부풀어 오르는 것에 집중합니다. 이렇게 하는 이유는 뭘까요? 부교감신경과 밀접한 관계가 있습니다. 그 이유와 과정은 아래와 같습니다.

부교감신경은 목, 심장, 식도, 위, 간, 쓸개, 췌장, 소장, 대장, 방광, 전립선, 음경 등에 가지를 뻗어 기능을 조절합니다. 풍선불기법 경로는 각 기관의 기능을 조절하는 부교감신경의 진행 방향과 같습니다. 풍선불기법은 풍선의 끝을 생각하며 집중부위를 위에서 아래로 이동하는 호흡법입니다. 풍선의 경로는 부교감신경줄기의 영역, 즉 오장육부를 따라가게 됩니다. 우리가 이제까지 살아오는 동안 그 존재조차 잊고 있었던 심장과 폐를 비롯해 위, 간 등 중요한 내장기관의 경로를 지나가면서, 내 몸 속을 향해 마음 속 따뜻한 눈길을 주는 방법입니다. 규칙적으로 따뜻한 눈길을 주는 효과는 집에 있는 꽃을 보면서, '참 예쁘게 생겼구나, 어쩜 이렇게 예쁠까'라는 소리를 매일 반복해서 들려준 꽃과 그냥 무표정으로 일관하며 관심 없이 지나치기만 한 꽃을 비교할 때 꽃의 아름다움과 발육 정도의 차이가 난다는 사실은 언론에서 기사화하기도 했습니다. 음악을 들려주고 자주 손봐주는 집안의 꽃이 방치한 꽃과 비교했을 때 성장과 아름다움에서 큰 차이가 난다는 실험 결과는 이를 증명해 줍니다. 풍선이 호흡에 따라 천천히 부풀고 쪼그라드는 상황을 쫓아가며, 정신을 집중할 때의 경로는 부교감신경 영역 안에 있는 몸 오장육부 통로와 일치합니다. 내 마음이 부드러운 풍선불기법 숨길을 따라 움직이게 되면, 오장육부는 매일 주인의 관심을 받고 따사로움과 어루만짐을 경험하게 됩니다. 숨이 코나 입을 통해 들어

가면서 풍선불기법은 시작됩니다. 들숨에 의해 풍선이 조금씩 부풀기 시작하면서 생각을 집중합니다. 목 속 풍선이 부풀고 성대에 다다르면 그곳은 부교감신경의 신경줄기가 뻗어있는 부위입니다. 천천히 멈추지 않고 숨을 들이쉽니다. 식도를 지날 때, 식도 옆에 있는 심장, 양쪽 폐를 살짝 의식합니다. 운전할 때 백미러로 뒤차 보듯이. 집중해서 양쪽 폐를 의식하면 차가 왔다 갔다 하듯이 똑바로 내려가며 부풀던 풍선이 흔들릴 수 있습니다. 위장 부위쯤 내려오면 우측에 간도 있고 쓸개도 있습니다. 위 뒤에는 췌장도 있고 좌측에는 비장도 있습니다. 그러나 그냥 운전 중 백미러로 보듯 의식만 합니다. 여전히 풍선은 똑바로 밑을 향해 내려가면서 부풀어 오릅니다. 작은 창자, 큰 창자를 지나 아랫배 단전쯤 되는 곳에서 풍선부풀기를 멈춥니다. 슬쩍 아래를 의식하면 방광이 보이고 음경과 고환의 형태가 느낌으로 보입니다. 여기서 숨을 1초간 멈춥니다. 들숨을 이제 날숨으로 바꿔서 풍선바람을 빼겠다는 신호입니다. 내 몸에 미리 알려주는 겁니다. 이제 역순으로 풍선의 바람이 서서히 빠지면서 내 생각도 바람 빠지는 풍선을 생각하며 숨을 천천히 내쉽니다. 생각이 가는 곳에, 힘이 다다르고 힘이 가는 곳에 피가 가게 되며 비로소 순환이 이루어집니다.

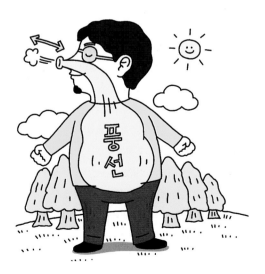

풍선불기 호흡법의 핵심은 3가지입니다.

첫째, 정신이 한 곳에 집중하지 않고 집중의 대상이 계속 움직이면서 바뀝니다.

둘째, 깊은 호흡으로 횡격막이 움직이게 해서 부교감신경을 활성화시킵니다.

셋째, 몸 속 장기를 이미지화 하면 명상의 관법을 알게 되고, 다양하게 발전시킬 수 있습니다.

집중의 대상이 계속 움직인다는 것에 대해 최신 의학적 근거를 바탕으로 설명드립니다. 우리가 일반적으로 알고 있는 여러 가지 명상법 중 하단전이나 특정한 한 곳에 정신을 집중하는 경우, 어느 정도 시간이 지나면 중간 중간 잡념이 들어오게 됩니다. 이 상태, 즉 잡념이 들어오는 이유를 의학적으로는 뇌의 기본 작동모드(Default Mode Network, DMN)가 작동된 것이라고 얘기합니다. 뇌의 기본 작동모드는 '잡념이 들어오는 현상'을 얘기합니다. 이 개념은 의학적으로 최근에 밝혀진 사실이며 제가 의사가 될 때까지는 없던 새로운 개념입니다. 참 재미있기도 하지만 중요하고 의미 있는 개념입니다. 여러분께 이러한 최신의 새로운 개념을 설명드리게 되어 기쁩니다.

사람은 무엇인가 할 때, 하나의 목적을 가지고 집중을 해서 일을 하고 성과를 이루어 냅니다. 일을 하는데 집중은 잘 안 되고 집중과 산만한 과정의 반복 속에서, 갑자기 잡념이 생길 때가 있습니다. 이런 잡념은 아무 할 일 없이 넋 놓고 있을 때도 잘 생깁니다. 예를 들면, 시험 공부하는 도중에 놀러가고 싶은 잡념이 생기면서 그 잡념은 꼬리에 꼬리를 물고 이어집니다. '친구들과 놀러 가면 뭐하고 노는 게 재밌을까? 간다면 어디를 가는 게 좋을까? 돈은 얼마나 들까? 내 앞에 앉아있는 저 사람은 나를 어떻게 생각하고 있을까? 나를 좋은 사람으로 생각할까 아니면 관심 자체가 없는 걸까? 나는 지금 이대로 살다보면 늙어서 몸 어디가 약해지지 않을까? 내일은 뭐하지? 내가 예전에 살던 집은 지금 그대로 있을까? 언제 한번 가봐야지.'

사람들은 살아가면서 꼭 상황에 맞는 필요한 일만 하고 사는 것은 아닙니다. 아무것도 안 하고 멍하니 쉬고 있을 때도 있고, 이 생각 저 생각 하면서 시간을 보내기도 합니다. 요즘 말로 멍 때리고 있을 때나 한가하게 뒹굴뒹굴하면서 그냥 특별한 목적 없이 이 생각 저 생각 하는 것을 흔히들 '쓸데없는 잡념'이라고 얘기합니다. 우리가 알고 있는 대로, 잡념은 정말 쓸데없는 생각일까요? 처음 명상이나 기공을 배울 때, 자세를 잡고 앉아서 어딘가 한 곳에 집중하고 호흡을 조절하는 것으로 시작합니다. 처음에는 집중도 잘 안 되지만, 집중이 되더라도 오래 가지를 않습니다. 5분쯤 지나면 이 생각 저 생각이 바람 스치듯 잠깐잠깐 지나갑니다. 이 상태의 잡념을 한자어로 '주화입마'라고 부르는데, 이 상태가 되면 정신이 흐려지고 집중이 안 되며 얼마 지나지 않아 곧 잠(혼침)에 빠지게 됩니다. 왜 그럴까요? 나는 집중하고 싶은데 전혀 생각지도 않았던 작은 일들이 자꾸 떠올라서 내가 하고자 하는 중요한 일을 방해하고 훼방을 놓을까요? 그런데 알고 보니 그런 생각들이 방해나 훼방이 아니었습니다. 잡념은 잡념 나름대로 필요한 이유가 있어서 생기는 것입니다. 주로 아무 할 일 없이 가만히 있을 때 떠오르거나, 한 곳에 집중하려고 하는데 내 마음이 갈피를 못 잡고 왔다 갔다 할 때 잡념이 생깁니다. 잡념은 뇌에서 필요 없는 생각을 아무 뜻도 없이 하는 것이라고 알고 있었는데 최근 의학적으로 밝혀진 결과는 그렇지 않았습니다. 즉 잡념은 나를 만드는 데 꼭 필요한 생각이라는 사실이 밝혀졌고, 잡념을 담당하는 뇌의 전담 부위가 따로 있다는 사실도 밝혀졌습니다. 뇌의 기본 작동모드(Default Mode Network, DMN) 시스템이 작동되어 생기며, 뇌의 몇 군데 장소에서 일의 종류에 따라 나누어 맡고 서로 정보를 교류하는 것으로 밝혀졌습니다.

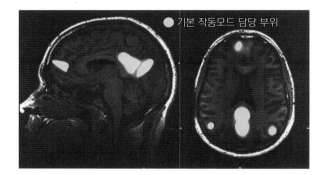

기본 작동모드 시스템은 핵자기공명 단층촬영에서 보이는 것처럼, 뇌의 앞 부위, 옆 부위, 뒷 부위에 위치하며 다른 뇌 부위가 활성화될 때 이 시스템은 작동을 안 하고, 다른 뇌 부위가 쉴 때 이 시스템은 활성화됩니다.

기본 작동모드가 하는 중요한 일들이 무엇인지 알아보겠습니다. 기본 작동모드는 수동적 휴식과 마음 방황 중에 활성화됩니다. 일반적으로 다른 사람들에 대한 생각, 자기 자신에 대한 생각, 과거를 기억하는 일을 하며 자기 스스로를 확립하는데 중점적인 역할을 합니다. 즉, 자기 자신에 관한 사건과 사실의 수집에 대한 기억을 하며 자기 자신의 특성을 스스로 파악하고 참조합니다. 자신의 감정 상태를 파악하고, 다른 사람 생각을 할 때 기본 작동모드가 움직입니다. 또한, 다른 사람들의 생각과 그들이 무엇을 알고 있을지, 다른 사람이 모르는 것이 무엇인지에 대해 생각하는 기능이 있으며, 다른 사람들의 감정을 이해하고 그들의 감정에 공감하는 작용을 합니다. 도덕적으로 남이 하는 행동의 정당성과 부당성을 판단하고 사회적 사건에 대해 옳고 그름을 판단하며 과거에 일어난 사건을 기억하거나 미래에 일어날 수 있는 일을 상상합니다. 특정 사건에 관련된 상세한 기억을 떠올리거나 이야기에 대한 이해 및 기억 기능을 가지고 있습니다. 요약해서 말씀드리면, 기본 작동모드가 활동을 시작하는 주된 이유와 대상은 바로 '자기 자신'입니다. 자기 주관을 확립하고 자기 주체성을 세우고 자기가 좋아하는 것들에 반응하는 시스템입니다. 다른 부위의 뇌가 외부적 목적에 집중하고 있을 때는 기본 작동모드는 쉬고 활동을 안 하며 다른 뇌가 집중하지 않을 때나 휴식할 때 기본 작동모드는 활성화됩니다.

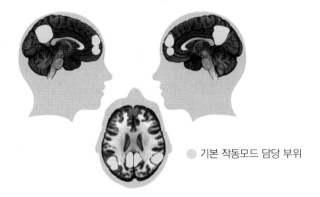

● 기본 작동모드 담당 부위

사진에 둥글게 보이는 부위가 기본 작동모드를 실행하는 뇌 부위이며 부위별로 담당하는 생각들이 나뉘어져 있습니다. 어린 시절 학대나 방치, 치매나 자폐증, 외상 후 증후군 환자들에게서 기본 작동모드의 활동이 떨어지는 것으로 나타났으며, 바꾸어 말하면 본인 스스로와 남에 대한 배려가 많이 떨어진다고 볼 수 있습니다.

수면 부족 상태에서도 기본 작동모드 시스템 간 교류가 떨어지는 것으로 나타났습니다. 이런 기본 작동모드 시스템은 특별히 집중하는 일을 할 때는 활동하지 않으므로, 긴장을 풀고 편안한 상태를 만들어 놓고 작동하도록 하는 것이 좋습니다.

기본 작동모드 시스템의 존재는 최근에 와서 밝혀진 부분입니다. 우리의 뇌에 분명히 존재하고 있으나 그동안 모르고 지냈던 부분이 엄청 많습니다. 모르고 지내는 영역이 얼마나 되는지는 아무도 모릅니다. 일부 뇌 과학자들은 우리 뇌의 5% 정도만 활용하면서 살고 있고, 나머지 95%의 뇌 기능은 아직 모른다고 합니다. 기본 작동모드 시스템도 그중 하나입니다. 이 부분을 더 연구하고 발전시키면 좀 더 자세한 기능이 나올 수 있으리라 생각합니다. 아무리 좋은 기능을 가진 부분이라고 하더라도, 완전히 이해를 하고 작동법에 대한 연구를 체계적으로 해서 적재적소에 필요할 때 이용을 할 수 있다면 좋을 것입니다.

우리가 무엇인가에 집중해서 결과를 이루어내야 할 때 기본 작동모드 시스템이 작동한다면 두 과정 모두 성과를 좋게 낼 수 없습니다. 명상 수련이나 기공 훈련은 잡념이 안 생기도록 집중을 해야 하는 작업이므로 기본 작동모드 시스템이 작동해서는 안 됩니다. 명상을 처음 시작할 때는 마음을 비우고 잡념이 들지 않도록 정신을 한 곳으로 모아 집중해야 하는데, 그게 내 마음대로 쉽게 되지 않습니다. 왜냐하면, 아직 정신을 집중하는 방법에 서툴기 때문입니다. 서툰 정신 집중 상태에서 일어나는 마음 갈등 현상으로 인해 기본 작동모드가 활동을 시작하기 때문이며 이 생각 저 생각이 꼬리를 물고 일어나 마음이 흐트러지게 됩니다. 아무리 좋은 도구라고 할지라도 용도에 맞게 사용할 때 그 가치를 누릴 수 있습니다. 풍선불기법은 처음 시작할 때부터 수련하는 사람의 집중하는 위치를 계속 움직이게 함으로써 기본 작동모드가 활성화되지 않도록 합니다.

부교감신경성 오장육부 증상들

부교감신경은 스트레스에 의해 기능이 약해지며 부교감신경이 분포하는 오장육부와 성 기능에 영향을 주게 됩니다. 발기를 일으키는 신경이나 오장육부 기능을 조절하는 신경이 부교감신경이므로, 직접 영향을 받게 됩니다.

신경성 위염

목에 뭔가 걸린 것 같고 침을 삼키면 내려갔다가 다시 생기고 소화가 안되고 가스가 차며 속이 더부룩하고 매슥거린다. 배고픈 줄 모르겠고 때가 되니까 그냥 밥을 먹는다.

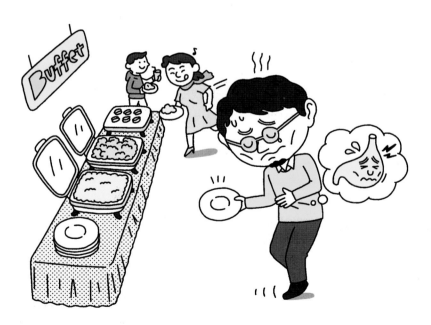

위에는 위 운동을 조절하는 전기 배터리가 있습니다. 위를 구성하는 속과 겉근육의 중간에 있으며, 부교감신경이 위 운동을 하라고 자극을 보내면 1분에 3회 정도 속도로 위 운동을 하게 됩니다. 작은 창자에 들어 있는 배터리는 1분에 10회 정도 전기 자극을 발생하며 큰 창자는 1분에 5회 정도 각자 가지고 있는 배터리 자극에 의한 운동을 합니다. 이와 같이, 사람의 모든 조직 속에는 전용 배터리가 들어 있으며 부교감신경의 명령에 의해 움직입니다. 심장의 심전도를 찍는 것도 심장 배터리 성능 검사를 하는 겁니다. 근육 성능 검사는 근전도 검사로, 뇌는 뇌파로 검사합니다.

사람은 전기 자극에 의해 움직이는 전기생물체입니다. 그런데, 배터리를 작동하는 실무자인 부교감신경이 지속적인 스트레스에 의해 피곤해지면 위 운동이 불규칙해집니다. 소화도 안 되고 위에 음식이 그대로 남아 있거나, 위산 분비도 규칙적이지 않아서 위염도 생깁니다. 스트레스 담당 실무자인 부교감신경줄기는 위뿐만 아니라, 목에도 가지를 뻗고 있습니다. 신경성 위염이 생길 정도의 스트레스인 경우, 목쪽 부교감신경 기능도 불완전 작동을 하게 되어 마치 목에 가래 또는 사탕같은 것이 걸려 있는 느낌을 받게 됩니다. 이를 의학용어로 '글로부스 히스테리쿠스' 또는 한방에서는 '매핵'이라 부르며 특징적인 스트레스 증상으로 진단을 내립니다.

과민성 대장염

과민성 대장염의 원인 또한 스트레스에 의한 부교감신경 기능의 피곤함 때문입니다. 스트레스를 받으면 사람에 따라 적응 방법이 다 다르듯 대장도 마찬가지입니다. 어떤 사람은 스트레스를 받으면 빨리빨리 처리해서 해결하려고 하고 어떤 사람은 스트레스가 있으면 아예 반응을 안하고 견디기도 합니다. 또 어떤 사람은 한동안은 잘 반응하다가 지치면 그냥 놔두는 경우도 있습니다. 과민성 대장염 증상도 똑같습니다. 장운동이 불규칙해서 빨리 움직이면 대장에서 미처 수분을 흡수하지 못하고 대변끼리 뭉쳐질 시간적 여유가 없다 보니 묽은 변을 자주 보게 됩니다. 아침에 일어나서 점심 전까지 6~7번을 화장실에 가기도 합니다. 과민성 대장염의 특징은 아랫배가 살살 아프다가도 대변을 보면 복통이 사라집니다. 어떤 사람들은 변비로 고생하는 경우가 있고, 변비와 설사가 주기적으로 교대되는 형태도 있습니다. 장운동이 불규칙한 탓에 3가지 형태의 과민성 대장염이 생깁니다. 그런데 주의해야 할 한 가지가 있습니다. 변비는 원인이 생각보다 여러 가지가 있습니다. 과민성 대장염으로 생각하고 방치했다가 나중에 나쁜 병이 발견되는 경우도 있으니 이런 사실을 참고하시면 좋습니다. 과민성 대장염에서 변비 또는 설사의 경우, 대변에 피가 섞여 나오는 경우는 없습니다.

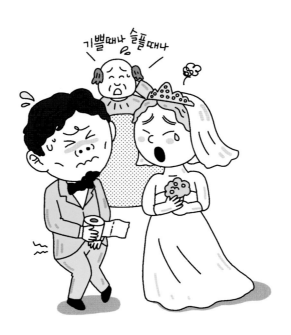

불규칙한 배변 습관, 즉 계속되는 설사와 방귀 때문에 일상생활에 지장을 받는 경우도 있습니다. 외국에서는 불규칙한 대변 때문에 일상생활에 지장을 받을 정도로 불편하다 보니 대장내시경을 통해서 건강한 사람의 대변을 이식받는 치료를 하는 경우도 생깁니다. 그러나 원인이 스트레스에 의한 증상이므로 스트레스를 담당하는 부교감신경을 안정화시키는 것이 가장 좋은 방법입니다.

과민성 대장염 외에도 스트레스는 몸 속에서 훨씬 더 다양한 변화를 일으킵니다. 스트레스는 온 몸에 작용해서 균형을 깬다고 생각하면 됩니다. 스트레스에 의해 '뇌-장 축'의 균형이 깨지면 유전자에 변형이 오고, 소화기 수분 흡수율이 변해서 설사, 변비가 오고 담즙산이 제 기능을 못해서 소화에 문제가 생기며 면역 기능 변형이 와서 음식 과민증이 생길 수 있고 사람의 정신을 안정시켜주는 세로토닌에 문제가 생겨서 마음이 불안정해 집니다. 또한 장내 세균 감염이 잘 일어나고, 소화기의 정상 장내 세균에도 이상이 생깁니다.

CASE

과민성 방광, 빈뇨 치료 사례

제가 30년간 개업하고 있는 곳 바로 옆은 아주 오래된 재래시장입니다. 생선가게, 신발가게, 정육점, 순대국집, 이불집, 닭집, 과일가게 등 예전 스타일의 '사람사는 냄새'가 나는 구수한 느낌의 그런 시장입니다. 자동차 1대 지나갈 수 있는 길의 양 옆으로 물건들이 나와 있고 아주머니들이 자주 들리시는 푸근한 곳입니다. 그 끝자락 점포 옆에 천막천을 비닐로 덧씌운, 좌판보다 조금 큰 곳에서 철따라 바뀌는 메뉴를 파는 나이 드신 70대 초반 아주머니가 계십니다. 찐 옥수수가 맛있고, 떡볶이도 맛있는 집입니다. 잔병치레가 없으시고 비교적 건강하신 분인데 어느 날 병원에 오셔서 난처한 표정으로 말씀하십니다.

"내가 5분마다 소변을 보게 되니 불편하기 이를 데 없습니다. 화장실 갈 때 마다, 남의 소유 화장실 가는 것도 눈치가 보이고, 소변보고 의자에 앉자마자 또 가야 되니 밑도 쓰리고 아파서 장사를 할 수가 없습니다."

평소 말수가 많지 않으시고 점잖으신 분인데 상당히 곤혹스런 표정으로, 고쳐달라고 하십니다. 소변검사를 한 후 바로 나온 결과를 보니, 염증도 없고 결과는 완전 정상이었습니다. 직감적으로, 스트레스에 의한 신경성 방광 증상임을 알고 환자분께 말씀드렸습니다.

"이 병은 2가지 방법으로 치료를 합니다. 약도 잡수셔야 되고, 제가 알려드리는 방법을 시간 나실 때 마다 연습하셔야 됩니다."

그러고 나서 약한 신경안정제와 함께 풍선불기법과 유사한 방법(자율신경 안정법)을 가르쳐 드렸습니다. 이 방법도 풍선불기법과 같은 효과가 있으며 배우는데 걸리는 시간은 5분 정도입니다. 이 방법이 왜 치료 효과가 있는지 그 과정을 설명드리면 얘기는 꽤 길어지게 되고 아주머니에게 굳이 그 과정을 말씀드려서 아주머니 머릿속을 복잡하게 만들 필요가 없겠다고 생각하고 간단하게 실행방법을 설명드렸습니다. 그리고 3일 정도 지나서 다시 병원에 오셨습니다. 어떠시냐고 여쭤봤더니, 세상에서 제일 용한 선생님이라고 칭찬하시면서 무슨 약을 처방해 주셨길래 약을 먹고 바로 다음 날부터 증상이 좋아지더니 지금은 괜찮다고, 너무 편하다고 하십니다. 제가 가르쳐드린 방법(자율신경 활성법)은 열심히 하셨냐고 여쭤봤더니, 가게에 손님이 계속 있는 것도 아니니까 의자에 앉으면 틈틈이 계속 하셨다고 합니다. 신경성 방광 증상이 약한 안정제 복용으로 그리 빨리 좋아지지는 않습니다만, '부교감신경 활성화 방법(pp.70~73)'이 주효했습니다. 천천히, 규칙적으로 들이쉬고 내쉬는 호흡은 아주머니한테는 여러 가지 측면에서 효과가 있습니다. 첫째, 뇌에 입력된 자주 소변보는 습관이 호흡에 집중함으로써 중요도에서 뒤로 밀려 작동이 안 된 것입니다. 둘째, 여러 가지 스트레스로 뇌의 혼란스런 퍼즐 같은 생각들이 이미지 트레이닝 방법에 집중하느라, 작동이 멈추며 휴식을 취할 수 있게 됩니다. 셋째, 불안정한 상태의 부교감신경이 호흡과 관점(집중하는 위치)의 변화에 의해 활성화되면서 안정과 평온이 시작된 것입니다. 아주머니는 이후 빈뇨와 과민성 방광 증상은 완전히 해소되었고 5년 이상 세월이 지났지만 재발 없이 잘 지내고 계십니다.

CASE

　　동네에서 불우한 환경의 아동들에게 방과 후 공부방을 개설해서 애들에게 간식도 주고 숙제도 도와주어 방황하는 기회를 없애고 심적으로 안정되도록 최선을 다하시는 훌륭한 목사님이 계십니다. 그 분은 목사님이 되시기 전에 중학교에서 교편을 잡으셨던 게 불우한 아이들에게 관심을 갖는데 일정부분 계기가 되지 않았을까 제 나름대로 생각했습니다. 어느 종교인이나 마찬가지이겠으나 목사님 생활이 정신적으로나 육체적으로 상당히 힘든 것 같습니다. 특히 매주 새벽기도를 위한 설교 준비가 만만치 않을 것 같습니다. 수십 년간 설교하실 때마다 다른 주제를 찾는 것 또한 쉽지 않았을 것입니다. 목회자로서 사명이고 권한이고 좋은 일이지만, 일반 사람으로서는 스트레스로 작용할 것입니다. 신도들께서 찾아와 해결되지 않는 고민거리를 얘기할 때면 목사님도 힘든 상황을 들으시느라 정신을 집중하게 됩니다. 신도들을 위해 신방을 가십니다. 조금 전 지인과 식사를 하셨어도 신도님이 정성스레 차린 음식을 안 먹을 수 없어 또 드십니다. 교회 내적인 여러 가지 문제도 있으나, 교회 외적으로 해결해야 하는 사무적인 일도 많습니다. 약자들의 권익과 보호를 위해 여기저기 찾아다닐 일도 많으실 겁니다. 보고 듣고 말하고 느낄 때 힘들고 어렵고 고난에 닥친 사람을 접하면 부교감신경보다 교감신경의 작용이 활발해집니다. 수십 년 지속되면 에너지는 고갈되고 육체적으로 여러 가지 증상이 나타납니다. 정신적 스트레스를 담당하는 신경줄기도 과도한 일을 해서 부교감신경의 균형이 깨지면서 두통, 수면 장애, 목에 뭐가 걸린 느낌, 소화불량, 더부룩한 느낌 등 다양한 관련 증상이 나타납니다. 배가 고프지 않고 밥 생각도 별로 없으며 아침마다 대변을 여러 번 봅니다. 설교 시간 동안 소변을 못 보니까 미리 소변을 봐야 한다는 강박감 등 아주 다양한 증상들이 나타납니다. 상태에 따라 일부 또는 전부 나타날 수 있는데, 제가 아는 목사님 한 분은 소화기 관련 증상이, 또 다른 목사님은 수면 장애가 있으셨습니다. 목사님을 잘 치료해 드리기 위해 의사로서 여러 가지 질문을 하게 됩니다. 수면 장애의 원인은 본인의 빈틈없이 깔끔한 성격 때문일 수 있으며 해결되지 않는 지속적인 스트레스가 외부적 요인이 될 수 있을 것으로 판단했습니다. 스트레스 문제는 약으로 해결되기 어렵습니다. 똑같은 문제점을 가지고 있어도 사람마다 느끼는 정도의 차이가 있고 약이 잠재의식까지 바꾸지를 못하기 때문입니다. 근본적으로 해결되는 방법이 있습니다. 본인의 의지와 관계없이, 잠재의식을 바꾸어 주면 바로 치료 효과가 나타나게 됩니다. 한번 나타난 효과는 지속적으로 꾸준하게 유지가 됩니다. 목사님의 오래된 불면증을 해결해드린 방법은 정신적 안정과 평온을 담당하는 부교감신경을 활성화시키는 방법(풍선불기법)이었습니다. 처음 시도하자마자 바로 효과를 보았습니다. 풍선불기법을 시작하고 불과 15초 만에 잠이 드셨습니다. 평소, 잠을 자려고 마음먹으면 여러 가지 생각이 꼬리에 꼬리를 물고 떠올라 연결되어 정신이 더욱 또렷해지면서 잠을 잘 수가 없다고 하십니다.

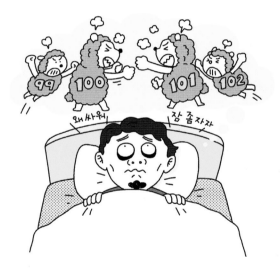

불면증을 치료하는 유사한 방법은 하버드의과대학에서 언론을 통해 발표한 적이 있습니다. 숫자를 세면서 들숨을 들이쉬고, 날숨도 마찬가지로 정해진 숫자를 세면서 호흡을 조절하는 방법입니다. 물론 제시하는 방법은 발표 기관마다 다릅니다만 근본적인 이론은 같은 내용입니다. 하버드의과대학의 방법도 제 방법과 근본 개념이 같습니다. 즉 호흡을 규칙적으로 깊게 쉬게 해서 부교감신경을 활성화시키는 방법이며 불면증 치료에 도움이 됩니다. 어떤 방법을 이용하든 그 방법이 효과가 있으려면 정신 집중이 잘 되어야 합니다. 정신 집중 여부는 눈을 보면 알 수 있습니다. 눈꺼풀이 가늘게 떨리거나, 감은 눈꺼풀 속 눈동자가 이리저리 움직이면 아직 집중이 안 되었다는 증거입니다. 스쳐 지나가는 순간적 불안심리가 있을지라도 누구나 바로 눈에 나타납니다. 흔히들 '동공지진을 일으킨다'는 표현을 씁니다. 그러나 정신적으로 안정이 되면 눈동자는 가만히 있습니다. 소위 '동공지진'이 일어나는 이유는 3차 뇌신경이 관여하기 때문입니다. 눈동자를 움직이는 3차 뇌신경은 안정이 되고 안 된 상태에 따라 영향을 받습니다. 정신 집중이 되면 얼굴 근육이 잠자는 얼굴처럼 긴장 없이 이완됩니다. 눈꺼풀 주위 근육의 떨림이 없어집니다. 부교감신경의 안면신경 조절에 따라서, 얼굴 근육의 이완이 이루어지기 때문입니다. 정신 집중이 되었는지 안 되었는지의 상태는 상대방도 판단할 수 있지만 본인 스스로 알 수 있기 때문에, 본인 스스로 풍선불기법을 시작하면서 체크해 볼 수 있습니다. 눈을 감은 상태에서 천천히 일정하게 숨을 쉬면서 본인의 눈동자 움직임과 얼굴 근육 상태를 느껴보면 바로 알 수 있습니다. 불면증으로 오래 시달려 잠을 못 주무신 목사님께서는 풍선불기법 실행 15초 만에 잠이 드셨고, 2분간 수면 후 깨어나시면서 "내가 잤나요?"라고 물어보셨습니다. 짧은 시간이지만, 자고 나면 누구든 개운한 느낌을 갖게 됩니다. 낮잠 수면시간은 1시간을 넘지 않게, 가능하다면 30분보다 짧으면 좋습니다. 저는 13분~15분 정도의 낮잠이 부담도 없고 투자 시간 대비 몸의 상쾌함을 느끼는 면에서 가장 좋습니다. 목사님께 풍선불기법을 알려드린지 한 달 정도 지난 후, 불면증이 어떤 상태인지 여쭤봤습니다.

"잘 때 풍선불기법을 하니까 얼마 동안은 누운 지 20~30분 안에 잠이 들더니 날짜가 조금 지나니까, 풍선불기법을 생각하자마자 잠이 들어서 언제 잠이 들었는지 기억이 안 난다"고 합니다. 현재는 풍선불기법을 안 해도 잠을 잘 주무신다고 합니다. 한 달쯤 지난 후 다시 목사님께 여쭤보았습니다. "요즘도 잠을 잘 주무시나요?"

"요즘은 잠은 잘 드는데, 중간에 깨면 잡념이 꼬리를 물고 이어져서 다시 잠들기가 쉽지 않다"고 하십니다. 불면증에는 다양한 형태가 있습니다. 누워서 잠을 청해도 잠이 쉽게 들지 않고, 나중에는 베개가 뜨거워지기도 하고, 베개를 이리저리 뒤집어 놓고 뒤척이게 되는 형태가 있고, 어떤 경우는 중간 중간 잠이 자꾸 깨어서, 아침에 일어나도 개운한 맛이 없고 더 피곤함을 느끼는 불면증도 있습니다. 또 다른 경우는 2~3시간 자고 나면 눈이 저절로 번쩍 떠지고 그 이후에는 아예 잠을 못 자는 경우가 있습니다. 목사님은 3번째 타입의 불면증입니다. 모든 경우의 불면증에 효과 있는 방법이 바로 풍선불기법 또는 삼선방송공(풍선불기법과 동일한 방법이며 몸 앞면에 집중하면서 생각을 내리는 제1선 이용법)입니다. 풍선불기법은 일정한 속도의 들숨과 날숨이 교차되면서 집중 대상이 풍선에 따라 계속 변화하므로 잡념이 끼어들지를 못하기 때문에 짧은 시간 안에 수면상태로 들어가게 됩니다.

중간에 자주 깨는 타입

2~3시간 수면 후 정신이 말똥말똥해지는 불면증의 경우는 일단 자리에서 일어나 TV를 보거나 책을 읽는 등 본인이 즐겨 하는 일을 1시간 정도 합니다. 그 이유는 뇌가 반응하는 환경 조건을 바꾸기 위함입니다. 그 이후, 자리에 누워서 들숨, 날숨에 따라 기를 내리는 풍선불기법이나 몸 전면부 집중법을 시행하면 됩니다. 제1선 전면부 집중법에 익숙해지고 몸이 적응하게 되면, 자리에 누워 잠드는 시간이 채 1분이 넘지 않습니다. 저 같은 경우는 숨 3번 쉬기 전에 잠이 듭니다. 저의 아들들이 어릴 때 저한테, 아빠가 너무 빨리 잠이 들어서 장난치는 줄 알았다고 합니다. 지금도 자리 잡고 누우면 잠이 드는데 채 1분이 걸리지 않습니다. 도중에 소변보러 일어났다가 누워도 1분 내 잠들기 때문에 아침에 일어나도 개운합니다. 누구나 이렇게 편히 잠잘 수 있습니다.

아세틸콜린을 조절하면 100세 건강이 보입니다.

대장에서 아세틸콜린 분비를 활발하게 하는 방법

프로바이오틱스는 장의 환경을 좋게 해주는 이로운 장내 생균입니다. 장내 이상 세균 번식에 의한 증상 즉 변비나 설사 또는 과민성 대장염에 의한 불규칙한 배변 때 프로바이오틱스 섭취로 좋은 효과를 볼 수 있습니다. 최근에 더 밝혀진 사실은 프로바이오틱스에 의해 유익한 장내세균총이 만들어지면 대장과 가까이 있는 간과 임파 채널을 통해서 서로 정보를 교환하며 간 기능 개선과 간 독소 제거에도 기여한다는 사실이 유명한 의학잡지 란셋에 밝혀졌습니다.

프로바이오틱스는 면역반응을 조절해 줍니다. 매일 우리의 입을 통해 들어오는 수많은 음식 속에는 여러 가지 해로운 미생물이 많지만 소화기 벽 세포들의 노력으로 우리는 아무 탈 없이 소화시키고 영양분을 섭취하며 살아갑니다. 우리 소화기 벽 세포에서 웬만큼 해로운 미생물이나 알레르기 물질 등을 제거해 주기 때문입니다. 프로바이오틱스는 소화기 벽 세포들을 튼튼하게 해주기 때문에 충치 예방이나 구강 내 건강 유지 또는 소화 기능 약화에 따른 잦은 설사 등을 치료해 주며 알레르기 반응을 없애주고 면역 기능을 강화시킵니다. 위장 기능 개선 효과와 함께 간 기능 개선, 항암효과 등 다양하게 적용될 수 있습니다. 중요한 기능 중의 또 하나는 점막을 강화하여 면역력을 높여주기 때문에 아토피, 비염, 천식 등의 각종 알레르기 질환에 응용될 수 있다는 것입니다. 이처럼 좋은 프로바이오틱스를 먹게 되면 소장과 대장이 튼튼해집니다.

우리 내장에는 1억 개가 넘는 신경줄기들이 있습니다. 작은 창자의 길이가 7미터, 큰 창자의 길이가 1.2미터, 합해서 8.2미터의 길이입니다.

이 긴 길이의 창자가 자기 기능을 해서 영양분을 흡수하거나 수분을 흡수하는 등의 소화기능을 실행하려면 1억 개의 신경줄기 끝에서 분비하는 아세틸콜린이 필요합니다. 장이 튼튼해지면 신경줄기가 좋은 영양 공급을 받아 더 많은 아세틸콜린을 분비합니다. 아세틸콜린은 아시다시피 뇌가 활동할 때도 꼭 필요한 신경전달물질입니다. 아세틸콜린이 부족하면 치매가 생기기도 합니다. 최근, 이러한 중요성 때문에 장을 '제2의 뇌'라고 부릅니다. 장에 분포한 신경줄기와 뇌의 관계는 밀접한 상태이기 때문에 프로바이오틱스를 먹으면 우울증이나 불안증 등이 없어지는 효과가 있으며 최근 외국 논문에서는 유익한 장내세균총과 장과 뇌가 서로 양방향으로 상호 교류 보완하는 관계라는 의미에서 이를 '미생물-장-뇌의 축'이라고 부릅니다.

주름펴는 보톡스 주사와 부교감신경(아세틸콜린)의 관계

요즘 미용 목적으로 많이 사용되는 보톡스 주사의 작용기전은 부교감신경에서 분비되는 아세틸콜린과 관계가 있습니다. 얼굴이나 특정부위 근육을 많이 쓰게 되면 주름이 생겨 늘어 보이기 때문에 미용 효과로 사용하는 경우가 대부분이죠. 보톡스의 작용기전은 근육을 수축시키는 신경줄기를 보툴리눔 독으로 마비시키는 것입니다. 보툴리눔 독소에 의해 신경이 마비되면 신경줄기 끝에서 나오는 분비물질 아세틸콜린이 못 나오게 되니까, 아세틸콜린에 의해 발생하는 근육 수축 운동이 없어져서 주름이 안 생기게 됩니다. 신경이 마비되는 3~4개월 동안 주름 펴짐 효과가 있으나, 몸에서는 마비된 근육을 다시 움직이기 위해 신경줄기가 새 길을 뚫게 됩니다. 보톡스 주사 약효가 떨어져서 마비되었던 근육이 다시 움직이는 것이 아니라 새로 생긴 신경줄기 끝에서 나오는 아세틸콜린의 힘으로 근육이 다시 움직일 수 있게 됩니다. 땀을 많이 흘리는 다한증, 약으로 듣지 않는 신경절 통증 등 다양한 경우에 치료 목적으로 사용하기도 합니다. 하지만 미용 목적으로 이마, 얼굴, 입술 등 너무 많은 부위를 장기적으로 반복 주사할 경우 신경줄기 끝에서 분비되는 아세틸콜린의 절대량은 이전과 같은 양에 못 미칩니다. 뇌에서는 아세틸콜린이 다시 분비될 수 있도록 새 길을 만들고 최선을 다 하지만 몸에서 필요로 하는 아세틸콜린의 총량은 줄어들게 됩니다. 좀 더 젊게 살고 건강하게 살기 위해 신경줄기의 절대적인 아세틸콜린 분비량을 늘리기 위한 방법으로 운동도 하고 명상도 하며 음식 조절도 해서 아세틸콜린 분비를 늘리는 것이 좋은 방법이라고 생각됩니다. 사람의 몸은 항상 균형을 유지하는 작용이 있어서, 몸에 필요한 성분이 외부에서 인위적으로 들어오거나 나가는 것을 그대로 놔두지 않습니다. 순간순간의 항상성을 유지하기 위해 몸은 부단히 노력합니다. 외부에서 들어온 어떤 성분량만큼 몸에서는 그와 관계되는 물질을 덜 만들어내서 일정한 수준을 유지합니다. 말초신경을 통해서 일어나는 몸의 내부 혹은 외부의 일들은 정보가 바로바로 척추뼈 속 척추신경을 통해서 뇌로 전달됩니다. 몸의 내부 정보는 자율신경을 통해서 전달되고 몸의 외부 상황은 체신경계를 통해서 뇌로 전달됩니다. 뇌에서는 내·외부 정보를 취합해서 어떻게 대응할지를 결정한 다음 그에 맞는 여러 가지 신경전달물질을 만들어 신경줄기를 통해 대응 방법을 하달합니다. 말초신경과 중추신경은 연결되어 있으며 말초신경을 통해 전달된 정보를 중추신경을 통해 파악해서 그 상황에 맞는 신경전달물질을 분비해 대응을 합니다. 현재까지 밝혀진 신경전달물질은 20여 가지가 넘습니다. 그중 제일 중요한 것이 아세틸콜린입니다.

정력과 관계되는 아세틸콜린의 엄청난 능력

몸 속 오장육부에서 일어나고 있는 일에 대한 정보를 '아세틸콜린'이란 물질을 통해 뇌에 전달합니다. 아세틸콜린은 거미줄을 만들기 위해 분비되는 거미 진액과 같은 것입니다. 부교감신경줄기 끝에서 분비되는 아세틸콜린은 음경 근육이 확장되고 경직되는 기능을 합니다. 정력을 담당하는 부교감신경줄기는 정력 조절 기능 이외에 몸 속에 있는 심장, 폐, 위, 간, 쓸개, 췌장, 신장, 대장 및 방광 등 모든 내장 기관을 조절하는 기능도 동시에 맡고 있으며, 각 기관은 정보를 공유하며 서로에게 이익이 되는 방향으로 상호작용을 합니다. 앞에서 말씀드린 대로, TV 밖으로 나와 있는 두 가닥 신경줄기의 기능이 회복되면 같은 뿌리에서 나온 몸 속 신경줄기도 기능을 회복하게 되어 결국은 몸 속 깊숙이 위치하는 기관들의 전체 기능이 좋아지게 됩니다. 독일의 생리학자 오토 뢰비가 발견한 공로로, 그는 1936년 노벨상을 받았습니다. 그는 미주신경(10번째 뇌신경)이 활성화되면 신경줄기 끝에서 아세틸콜린이 분비되며 아세틸콜린에 의한 반응으로 혈관이 확장되고 심장박동이 느려진다는 사실을 밝혀냈습니다. 그뿐 아니라, 위 운동이나 장 운동을 활발하게 해주며 기관지나 폐에 작용해서 호흡을 조절해 줍니다. 우리가 관심을 갖고 있는 비뇨기계통에도 직접 관여해서 발기에 관여하는 등 정력 증강에 크게 역할을 합니다. 근골격계에서는 근육운동을 증가시켜주는 역할을 합니다.

뇌에서는 아세틸콜린이 더욱 중요한 역할을 합니다. 뇌와 척추 연결부위인 뇌줄기 부분에서 나오는 아세틸콜린은 사람이 잠을 자게 하는데 큰 역할을 합니다. 또한, 우리가 느끼는 감각을 뇌에 전달하는 기능이 있고 뇌에 청각과 시각을 전달하는 역할도 합니다.

아세틸콜린은 성인에서 신경줄기세포 생산을 한다는 연구가 발표되었습니다(Alzheimer's Disease: Targeting the Cholinergic System에서 발췌).

아세틸콜린이 뇌에 적게 공급되면 알츠하이머 치매가 생깁니다. 요즘 큰 사회문제가 되고 있는 치매를 치료하는 치료제는 아세틸콜린이 뇌에 더 공급될 수 있도록 해주는 작용을 합니다. 향후 10년 안에, 치매 치료제가 개발되어 치매 없는 세상이 되길 기대해 봅니다. 뇌의 앞부분과 뇌척추 연결 부위에는 아세틸콜린에만 반응하는 신경줄기들이 있는데 아세틸콜린에 문제가 생기면 그들이 담당하는 기억장치에 문제가 생겨서 치매가 유발됩니다. 치매 치료제로 판매되고 있는 약의 대부분은 아세틸콜린의 양을 조절해서 잘 순환되도록 해줍니다. 아세틸콜린은 혈관확장제로 작용하여 심장이 천천히 뛰게 하고 심하게 수축하는 것을 막아주며, 위를 비롯한 소화기관에도 영향을 미치고 방광과 비뇨기계통에 영향을 줍니다.

아세틸콜린이 어디에 어떻게 작용하는지, 어떤 효과가 있는지 스위스 의과대학에서 발표한 외국 논문을 살펴보겠습니다. 논문 내용 중 본문과 겹치는 부분도 있을 수 있으나, 이 논문에 일목요연하게 정리가 잘 되었기에 다시 한 번 되새기는 의미에서 다음과 같이 논문 내용을 인용합니다(스위스 베른대학교 정신과대학병원 분자 정신과, 스위스 취리히대학병원 소화기내과 논문에서 발췌).

정신과 영역과 장의 염증성 질환에서, 부교감신경의 역할

미주신경은 부교감 신경계의 주요 구성 요소로, 기분 조절, 면역 반응, 소화 및 심장 박동 수 조절을 포함한 다양한 신체 기능을 감독합니다. 미주신경 자극이 난치성 우울증, 외상 후 스트레스 장애 및 염증성 장 질환에 대한 추천될 수 있는 치료법이라는 증거가 있습니다. 미주신경 치료는 미주신경을 활성화시키는 동시에, 염증반응을 일으키는 사이토카인 생성을 억제합니다. 둘 다 중요한 복원 메커니즘입니다. 소화관에서 약한 정도의 비정상적인 자극은 기분 및 불안 장애와 같은 주요 정신 상태에서 중요한 역할을 하는 뇌 시스템에 영향을 미칩니다. 그에 따라 장내 세균이 기분과 불안에 유익한 영향을 미친다는 증거가 있습니다. 미주신경 활동이 약해짐은 스트레스 반응을 조절하는 능력 저하와 관련이 있으며, 호흡에 영향을 받을 수 있기 때문에 명상과 요가를 통한 미주신경의 활성화는 신체 기능 회복력과 불안 증상의 완화에 도움을 줄 수 있습니다.

부교감신경이란 무엇인가

뇌와 몸 속 내장기관 사이의 연결 축은 부교감신경이 맡고 있습니다. 부교감신경의 역할로 몸 속은 평화를 유지할 수 있으나, 흥분성 교감신경의 상태에 따라 균형은 깨질 수 있습니다.

면역성 또는 염증성 장 질환, 우울증 등의 결과로 장내 균형이 깨져 다양한 질병이 생기게 되지만 부교감신경 조절법으로 좋은 치료효과를 볼 수 있습니다.

장은 면역계의 중요한 제어 센터이며 미주신경은 면역 조절 특성을 갖고 있습니다. 미주신경은 내장, 뇌 및 염증 사이의 관계에서 중요한 역할을 합니다. 부교감신경 조절법은 기분과 불안 장애에 유익한 것으로 나타났습니다. 장을 향한 최면 요법도 과민성 대장증후군과 염증성 대장질환 모두에서 효과적인 것으로 나타났습니다. 미주신경은 기침, 재채기, 삼키기 및 구토와 같은 특정 반사 작용을 담당합니다. 미주신경의 활성화는 아세틸콜린에 의해 이 모든 기능이 이루어집니다.

부교감신경의 치료 효과

영양물질과 우울 증상의 관계

장의 미생물은 면역 및 신경계의 잠재적인 핵심 조절제입니다. 우울증이나 불안으로 고통받는 환자의 정서적 증상이 영양물질에 의해 개선될 수 있습니다. 프로바이오틱스, 글루텐(보리, 밀에 들어 있는 불용성 단백질)과 같은 영양 성분뿐만 아니라 항산화제 등이 장내 미생물과의 상호 작용을 통해 미주신경 활동에 큰 영향을 미칩니다. 항염증 효과가 있는 프로바이오틱스는 항우울제 및 불안 완화 효과로 인해 정신 장애가 있는 환자를 치료하는데 유용할 수 있습니다. 명상을 통한 긍정적인 감정은 우울증, 불안 및 만성 통증을 앓고 있는 개인에게 증상의 현저한 향상을 보여줍니다. 요가는 가벼운 우울 증상에서 주요 우울 장애에 이르는 우울증 치료에 효과적이라는 것이 밝혀졌습니다. 요가는 미주신경을 직접 자극하여 자율 조절, 인지 기능 및 스트레스에 대한 대처를 개선할 수 있습니다. 우울 증상을 완화하는 신경 생리학적 메커니즘 즉 요가 호흡이 미주신경 톤을 증가시키고, 많은 연구에서 요가 호흡이 뇌 기능 및 생리학적 매개 변수에 미치는 영향을 보여줍니다. 호흡 기반 명상은 미주신경을 자극하고 심박 수의 변화, 인지 능력

향상 및 장 기능 개선을 포함하여 수많은 자율신경 안정 효과를 발휘합니다. 요가의 호흡과 자세가 부교감신경을 활성화시키는데 기여합니다.

외상 후 스트레스 증후군과 부교감신경(아세틸콜린)의 관계

외상 후 스트레스 장애는 외상 후 발생할 수 있는 불안 장애이며, 기억력 저하, 지나친 경계심, 악몽, 사회적 회피 및 사회적 기능 장애를 나타내는 것이 특징입니다. 이들은 마치 영구적인 위협을 받는 것처럼 사는 경향이 있습니다. 그들은 평온한 상태로 안주하지 못하고 긍정적인 사회적 상호 교류를 못하며 싸움과 비행 행동을 보여줍니다. 시간이 지남에 따라, 이러한 비정상적 자율 반응은 중독 및 스트레스에 의한 심혈관 질환을 유발합니다. 외상 후 스트레스 장애 증상은 미주신경이 부분적으로 작용합니다. 즉 부교감신경 기능 저하가 나타난다는 증거가 있습니다. 뇌의 기억장치인 해마는 '공포 회로'의 중요한 구성 요소입니다. 증상이 심한 경우에는 해마의 부피 감소가 나타납니다. 해마는 겪었던 일에 대한 기억의 핵심 구조입니다. 외상 후 증후군에 대한 명상과 요가는 긍정적 영향을 줍니다. 명상과 요가의 느린 호흡과 길게 내쉬는 숨은 부교감 신경계를 활성화시킵니다.

미주신경에 대한 논문의 결론

미주신경은 뇌와 장을 연결하는 축의 필수 부분이며 염증 조절, 장 항상성 유지, 음식 섭취, 포만감 및 에너지 항상성 조절에 중요한 역할을 합니다. 영양과 미주신경 사이의 상호 작용은 잘 알려져 있으며, 미주신경의 활성화는 음식 섭취와 체중 증가에 영향을 줄 수 있습니다. 또한 미주신경은 정신 장애, 비만 및 기타 스트레스 유발 및 염증성 질환의 발병에 중요한 역할을 합니다. 미주신경 자극 및 여러 명상 기술은 정신적 이완 및 항염증 효과가 있다고 입증되었습니다.

완전한 육체적·정신적 건강을 위한 미래의 치료방식은 미주신경 자극법, 영양학적 접근법, 약물 및 심리적 개입을 포함하는 통합 치료로 이어질 가능성이 있습니다. 개별적으로 환자의 요구에 맞게 조정할 수 있는 접근 방식이 더욱 효과가 있을 것으로 생각됩니다.

실생활에서 손쉽게 부교감신경을 활성화하는 방법들

일상생활에서 실제 사용되고 있는 부교감신경 활성화 방법들에 대해 몇 가지 예를 들어 보겠습니다.

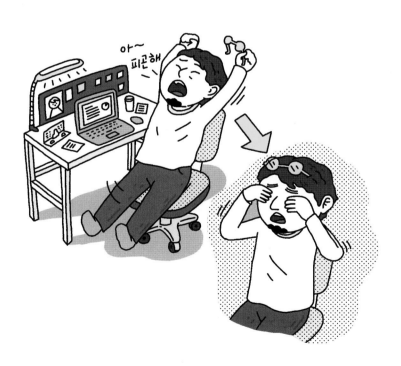

시험공부를 하느라 밤샘 공부를 하거나, 컴퓨터 앞에 앉아 오래 작업을 하고나면 피로감이 몰려오면서 몸이 무거워질 때가 있습니다. 두 팔을 뒤로 젖혀 크게 기지개를 켜면서, "아~ 피곤해~!" 소리 한번 외치고 나서 곧바로 두 손을 양 눈에 대고 눈을 지그시 누르면서 눈꺼풀을 비비는 경험을 해 보셨을 겁니다. 누가 가르쳐 준 것도 아닌데 일상적으로 흔히 하는 행동입니다. 누구나 피곤할 때 경험하는 간단한 연속 동작이지만, 이 안에는 의학적 비밀이 숨겨져 있습니다. 기지개를 켜는 동작과 피곤하다고 소리 내어 외치는 행위, 눈을 비비는 동작 등 한 동작 한 동작이 뇌와 몸 속, 몸 밖 등 3곳에 작용해서 빠른 시간 안에 긴장을 풀어주어 곧 있게 될 다음 행동의 효율성을 높여줍니다. 부교감신경줄기의 활성화 덕택입니다. 예전에 목욕탕에서 흔히 볼 수 있었던 장면이 하나 있습니다. 비누거품을 잔뜩 묻힌 수건으로 귀 아래 목 부분을 한참동안 열심히 문지르는 분들이 계셨습니다. 이분들의 특징은 예상했던 시간보다 더 오래 목 부위를 문지른다는 사실입니다. 목 부위를 계속 부드럽게 자극하면 부교감신경이 활성화되어 기분이 좋아지고 안정되기 때문입니다. 물론 그 분들이 이런 사실을 알고 한 것은 아니지만 본능적으로 편안하고 좋으니까 했던 겁니다. 뇌에서 나온 부교감신경은 귀 뒷부분으로 나와 목을 타고 내려와 성대 부위를 거쳐 몸 속으로 들어갑니다. 부교감신경이 피부 가까이 노출되는 부위가 귀 아래 목 부분과 성대 부위이기 때문에 그 주변을 자극하면 정신이 안정되고 편안함을 느끼게 됩니다. 지금은 흔히 볼 수 없지만, 예전 대중목욕탕에 가면 뜨거운 물 속에 머리만 내놓고 지그시 눈을 감은 채 노래 비슷한 소리를 내는 할아버지들이 계셨습니다. 조용히 소리를 내면 마음이 안정되고 기분이 좋아지기 때문입니다. 이 또한 소리로 성대를 자극해서 부교감신경을 활성화시킴으로써 안정과 편안함을 느낄 수 있었던 겁니다.

소리를 통해 부교감신경을 활성화해서 뜨거운 물 속의 긴장감을 완화시키고 동시에 여유로움과 안정감을 느끼고 싶었던 것입니다. 구석진 한 귀퉁이에서는 따뜻한 물수건으로 눈을 가린 채 등을 바닥에 대고 누워 주무시는 분들도 계셨습니다. 이 역시 눈동자를 움직이는 부교감신경을 풀어줘서 정신적 안정과 편안함을 느끼기 위한 동작입니다. 둘이 대화하면서 살짝 긴장을 하거나 걱정될 때 유난히 말을 많이 하는 사람이 있습니다. 자기 불안감을 감추고 본능적으로 안정감을 유지하기 위해 성대부위 부교감신경을 활성화시켜 조금이라도 안정감을 찾고 싶어 나타나는 현상입니다. 우리가 흔히 접하는 일상생활의 부교감신경 활성화를 통해 정신적 안정과 몸 속 그리고 몸 밖의 정상화를 위해 여러 가지 방법을 무의식적으로 사용하고 있습니다. 정신을 안정시키고 오장육부를 튼튼하게 해주고 근육을 건강하게 해주는 부교감신경 활성화 방법이 어떻게 실행되고 있는지 그 방법에 대해 알고 나면 일상생활 속에서 자주 이용할 수 있으며 우리의 건강을 증진시킬 수 있습니다. 이런 방법들을 모아서 체계화하고 의학적으로 연구하여 얻어진 부교감신경 활성화 방법을 외국 논문의 예를 들어 말씀드리겠습니다. 부교감신경 활성화 방법은 최근 여러 나라에서 수많은 논문을 통해 발표되고 있으며 실행 방법은 비슷합니다. 다음은 그중 하나인 저자 팔리스의 논문 내용을 소개해드립니다.

METHOD

일상생활에서 쉽게 할 수 있는 자율신경 활성화 방법

깊게 호흡하기

대부분의 사람들은 매 분 약 10~14회 호흡을 합니다. 깊게 횡격막이
충분히 움직이는 호흡을 하고 1분에 6번 정도 천천히 쉬면 부교감신
경이 활성화되고 스트레스를 완화할 수 있습니다.

몸이 차가운 환경에 노출되거나 추위에 몸을 노출시키는 방법

미주신경을 활성화시키고 미주신경 경로를 통해 아세틸콜린 분비를
활발하게 합니다. 연구자들은 또한 정기적으로 추위에 노출되면 미주
신경을 통한 부교감신경 활동이 증가된다는 사실을 발견했습니다.

차가운 물로 최소 30초 이상 샤워를 하면 효과가 있습니다. 차가운
물에 얼굴을 씻는 것도 좋습니다. 의학적으로는 '다이빙 반사'라고 부
르며 심장 박동에 영향을 줄 수 있으니 찬물 샤워 또는 찬물 세수는
무리하지 않는 것이 좋습니다.

허밍, 노래 및 양치질

미주신경은 성대와 목 뒤 근육에 연결됩니다. 허밍, 노래 및 양치질은
이러한 근육을 활성화시키고 미주신경을 자극할 수 있습니다.

물로 입속을 소리내어 가글링하는 것도 미주신경을 활성화시키는
방법입니다.

침술

침술은 미주신경을 자극하는 또 다른 치료법입니다. 귀의 침술은 미
주신경을 자극하는 데 매우 효과적입니다. 연구에 따르면 귀 침술은
미주신경을 자극하고, 미주신경의 활동과 강도를 증가시키며, 신경의
퇴행성 질환 치료에 도움이 될 수 있습니다.

요가와 태극권

요가와 태극권은 미주신경을 자극하고, 부교감신경의 '휴식과 소화' 신경계의 활동을 증가시켜주는 두 가지 '마인드 바디' 이완 기법입니다. 의학적 관점에서 관절의 운동 범위를 이해하고 전문가와 상의 후 실행하는 것이 좋습니다. 연구에 따르면 요가는 뇌의 신경전달물질인 GABA를 증가시킵니다. 연구원들은 또한 요가가 미주신경을 자극하므로 우울증과 불안으로 고생하는 사람들이 연습해야 한다고 말합니다.

프로바이오틱스

장내 세균이 미주신경에 영향을 미치며, 뇌 기능을 향상시킨다는 사실은 학자들에 의한 연구를 통해 점점 더 명확해지고 있습니다. 이 부분은 앞에서 자세하게 설명드렸으니 참고바랍니다.

명상

명상은 제가 가장 좋아하는 이완 기법이며 미주신경을 활성화시킵니다. 명상은 정신적 흔적을 지울 수 있는 가장 좋은 방법입니다. 이 방법은 제가 30년간 꾸준히 실행하고 있습니다.

오메가-3 지방산

신체가 스스로 생산할 수 없는 필수 지방입니다. 뇌와 신경계의 정상적인 전기 기능에 필요합니다.

운동

운동에 의한 근육 활동은 아세틸콜린에 의해 실행됩니다. 운동을 하면 아세틸콜린이 체신경 말단부에서 분비가 증가되며, 체신경이 속해있는 말초신경이 활성화됩니다. 말초신경이 튼튼해지면 자율신경계도 활성화되고, 서로 연결되어 있는 신경조직의 특성상 뇌에도 자극을 주어서 유익한 두뇌 및 정신 건강 효과를 나타냅니다. 운동의 종류는 걷기, 유산소운동, 근육운동 등 본인이 좋아하는 운동이면 됩니다.

아연

아연은 특히 정신적 불안에 어려움을 겪는 경우 정신 건강에 필수적인 미네랄입니다. 굴

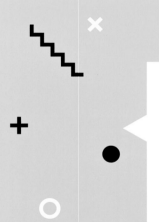

에는 아연이 함유되어 있으며 미주신경을 자극하는 것으로 나타났습니다. 아연의 공급원으로는 굴, 현미, 귀리, 호밀, 쇠고기, 호박 씨앗, 바나나, 견과류, 버섯 및 시금치 등이 있습니다. 아연 부족은 발기부전, 성욕감소를 유발합니다.

마사지

연구에 따르면 마사지는 미주신경을 자극하고 미주신경의 활동과 미주신경의 톤을 증가시킬 수 있습니다. 마사지는 미주신경을 자극하여 정신 건강을 좋게 해 줍니다.

　미주신경은 신체의 여러 특정 부위를 마사지함으로써 활성화될 수 있습니다. 발 마사지(반사)는 미주신경 조절 및 심박 수를 떨어뜨리고, 교감신경 반응을 감소시키는 것으로 나타났습니다. 목의 오른쪽 근처에 있는 경동맥을 마사지하면 미주신경을 자극하여 심장이 비정상적으로 빨리 뛰는 빈맥증을 줄일 수 있습니다.

　그러나 경동맥 마사지는 심장 박동과 관련해서 예기치 못한 반응이 일어날 수 있으므로 절대 자극적으로 심하게 마사지를 하면 안 됩니다. 부드럽게 살살 마사지를 해야 합니다. 마사지는 대부분의 경우 안전하지만, 경동맥 마사지는 의사 이외에는 하지 않는 게 안전합니다.

모임과 웃음

웃음은 미주신경을 자극합니다. 웃음은 심장 박동을 안정시키고 기분을 향상시킵니다. 가능한 한 친구들과 어울리고 웃는 것이 미주신경 활성화에 크게 도움이 됩니다.

간헐적 단식

단식을 시작하는 가장 좋은 방법은 6시경에 저녁을 먹고, 저녁식사 이후부터 자기 전에는 아무것도 먹지 않고 다음 날 정상적인 아침 식사를 하는 것입니다. 약 12~14시간의 금식이 필요합니다. 간헐적 단식은 미주신경을 자극합니다. 간헐적 단식은 뇌의 성장호르몬 분비를 증가시키고 세포에서 에너지를 만들어내는 미토콘드리아 기능을 향상시키며, 일부 사람들은 인지 기능 저하를 극복하는데 도움이 될 수 있습니다. 연구에 따르면 금식과 칼로리 제한이 심장 박동 수를 안정시키는 것으로 나타났으며, 부교감 신경 활동과 관련이 있는 것으로 알려져 있습니다.

　* 팔리스의 결론: 당신은 당신의 '몸과 마음'에 끌려 다닐 필요가 없습니다. 당신은 그들 즉 '몸과 마음'에 무엇을 해야 할지 알려줄 힘이 있습니다. 즉, 우리는 우리가 할 수 있는 다양한 방법을 이용해서 미주신경을 자극함으로써 긴장을 풀어야 할 시간이고 또 긴장을 풀어야 할 때라는 메시지를 몸에 보낼 수 있습니다. 이로 인해 당신의 기분, 당신이 느끼는 행복감, 탄력성이 장기적으로 향상됩니다.

　전반적으로 위의 단계 중 일부를 일상생활 중에 실현하고 가장 좋은 조건 속에서 살 수 있기를 바랍니다.

자료: https://www.optimallivingdynamics.com

일상생활에서 부교감신경과
관련된 직업과 환경들

부교감신경을 활성화시키는 방법을 이용하는 여러 가지 직종들이 우리 주변에는 많습니다. 부교감신경이 활성화되면 사람은 행복감과 편안함을 느끼고 정신적으로 안정이 되기 때문에 다양한 직종들이 생겨납니다. 몇 가지 예를 들어보겠습니다.

귀 파주는 업종

얼마 전만 해도 우리 주변에는 귀 파주는 업소가 여기저기 있었습니다. 지금은 눈에 별로 안 띄는 것 같고, 중국이나 베트남 등 동양권에서는 아직 성업 중인 것 같습니다.

귀는 사람의 정신적 안정과 직접적인 관계가 있는데, 그 이유는 귀의 외이도와 귓바퀴 안쪽이 부교감신경이 분포하는 곳이기 때문입니다. 그곳을 자극하면 부교감신경이 활성화되어 정신적으로 편안함을 느끼게 됩니다. 귓속에는 고막이 있고 뇌에 가깝기도 해서 상당히 조심스런 부분임에도 불구하고 귀를 파주면 이내 잠이 들게 됩니다.

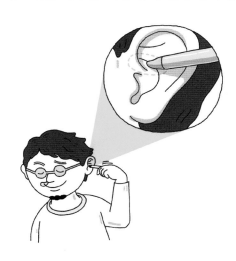

점선으로 표시된 곳을 자극하면 부교감신경이 활성화됩니다. 귓구멍 입구도 부교감신경이 분포하는 곳이며 자극을 주면 기분이 좋고 정신이 안정되며 편안해집니다.

스포츠 마사지

마사지는 교감신경의 긴장도를 풀어주고 부교감신경을 활성화시키며 피부에 직접 손을 대서 체신경계의 감각신경에 작용하므로 피부를 안정시키고 동시에 근골격계 근육을 풀어주어 근육 긴장도를 떨어뜨리며 혈액 순환을 원활하게 해 줍니다. 마사지를 받으면 부교감신경의 활성화로 긴장이 완화되어 잠이 드는 경우가 흔합니다. 마사지 후에는 체내 스트레스로 인해 분비되었던 콜티손의 분비가 크게 감소합니다. 콜티손이란 콩팥 윗부분에 붙어있는 부신에서 분비됩니다. 스트레스를 이겨내기 위한 방법으로 콜티손이 혈액 속으로 흘러들어갑니다. 소량의 콜티손이 분비되는 것은 몸의 상태를 빨리 정상으로 돌려놓기 위한 반응이므로 건강에 좋을 수 있지만, 주사나 약의 형태로 공급되는 너무 많은 콜티손은 사람에게 부정적인 영향을 줄 수 있습니다. 부정적인 효과란 불안과 우울증의 증가, 면역계의 억제 및 뼈 형성의 감소를 포함합니다. 마사지에 의해 콜티손이 감소하면 부정적인 영향이 줄어들고 이완되는 느낌이 생기게 됩니다.

부교감신경이 귓바퀴에 분포되어 있으므로 귓바퀴의 부드러운 자극은 마사지의 효과를 증대시킵니다. 특히 운동선수들의 부상에 의한 재활치료나 물리치료에 큰 도움을 줄 수 있는 체육 재활의 경우 근육이나 뼈의 해부학을 알고 시행하므로 그 효과는 배가 됩니다. 전문 체육인이 운동을 하는 시설에는 전문 스포츠 마사지사와 재활치료사가 상주하는 경우가 많습니다.

노래방

노래방이라는 곳이 참 신기하기도 하고 재미도 있는 곳입니다. 노래를 부를 때는 내 노래를 들어주는 사람이 있어야 된다고 생각했는데 그 생각을 바꾼 게 노래방입니다. 혼자 노래방 가서 노래부르며 스트레스 풀고 오시는 분도 많으니까요.

근데, 왜 노래를 부르면 스트레스가 풀릴까요? 시원하게 소리를 질러서 그럴까요? 그런 것도 일부 스트레스 해소에 도움을 주겠지만 더 큰 원인은 부교감신경이 활성화되기 때문입니다. 목과 성대에 분포하는 부교감신경이 활성화되면 정신적인 안정감과 편안함을 느끼게 됩니다. 마이크를 대고 크게 노래를 불러도 좋지만 옆에서 따라 부르기만 해도 기분이 좋아지는 건 마찬가지입니다. 사람의 본능적인 부분을 작동시켜 정신적인 안정과 편안함을 느끼게 하는 직업은 오래 지속되는 게 일반적입니다.

비데를 쓰면 왜 기분이 상쾌하고 좋아질까요?

비데를 쓰면 배변 후 위생적으로 깨끗이 씻어주기 때문에 좋은 건 누구나 알고 있습니다. 그러나 씻어주는 효과 이외에도 우리가 몰랐던 또 하나의 사실이 있습니다. 항문에는 상당히 많은 수의 부교감신경줄기가 분포합니다. 따뜻한 물로 일정 시간을 지속적으로 자극하면 항문 주위에 분포한 부교감신경이 자극을 받아 정신적으로 안정이 되며 편안함을 느끼게 됩니다. 이런 느낌은 다른 방법으로도 느낄 수 있습니다. 배변 후 깨끗이 닦은 상태에서, 따끈한 물에 충분히 적신 휴지 또는 천을 항문에 대고 있으면 마음이 편안해지면서 상당히 안정이 됩니다. 이 역시 부교감신경 활성화에 따른 정신적 안정화 현상의 하나입니다. 정상적 관념에서는 벗어나지만, 항문은 인류 역사상 아주 오래 전부터 성교 시 이용된 부위 중 한 곳입니다. 이성 간 혹은 동성 간에도 성 행위의 목적으로 사용되기도 합니다. 군대나 교도소 등 개인의 자유가 제한되고 동성 간 단체로 생활하는 경우 항문을 통한 섹스가 일어나며, 성소수자들 사이에서 사용됩니다. 왜, 인류는 아주 오래 전부터 항문을 성행위를 하는데 이용해 왔을까요? 성기에 분포하는 부교감신경이 자극을 받으면 누구나 발기가 됩니다. 여성의 경우도 부교감신경 자극에 의해 흥분이 되며 같은 반응이 일어납니다. 항문에도 부교감신경이 상당히 많이 분포되어 있어서 자극을 줄 때 동일한 성적 희열을 느끼는 부분이 될 수 있습니다.

그러나 항문 점막과 항문 내 근육은 약하기 때문에 쉽게 상처가 나며 바이러스나 세균의 침입을 받을 수 있습니다. 에이즈 같은 바이러스성 면역 결핍을 일으켜 사망에 이르게 하는 이유가 되기도 합니다. 항문에 부교감신경이 많이 분포한다는 사실은 의학적으로 증명되어 있으며, 이를 근거로 수술 시 부분마취 방법으로 사용됩니다. 항문 주위 신경을 과다 마취할 경우 심장이 천천히 뛰고 혈압이 떨어져서 저혈압 현상이 나타나는 경우가 있습니다. 항문에 많이 분포한 부교감신경이 과하게 차단되어 나타나는 현상입니다. 항문의 부교감신경 분포에 관련된 논문을 쓴 마취과 의사에게 전해 들은 사실입니다.

그동안 몰랐던 일상생활
속 자율신경의 역할들

우리는 살아가면서 수많은 돌발상황에 처하게 되고 우리 몸의 반사운동에 의해 또는 빠른 정상화 유지 본능에 의해 그 상황을 극복하거나 무심결에 잘 적응해서 아무 일 없이 지내게 됩니다. 이런 경험은 자율신경계, 체신경계 또는 반사신경이 튼튼할 경우 몸에 유익한 쪽으로 작용할 확률이 높아지게 됩니다. 우리가 모르고 지냈던 여러 가지 주변 상황에 대해 알아보겠습니다.

체력소모가 커서 힘들 때, 사람들은 왜 소리를 낼까요?

제 주위분들의 관심사는 주로 건강 증진 방법 또는 몸에 좋은 음식이나 보조제 등입니다. 나이가 들면서 자식들에게 폐 끼치지 않으려는 마음도 큰 게 사실입니다. 집안 내력으로 혈압, 당뇨 또는 암이 있을 때는 그 걱정이 배가 되고 질병에 대한 두려움이 생기게 됩니다. 혹시 내게도 걸리지 않을까 하는 걱정도 하시게 되고 실제적으로 젊은 나이임에도 불구하고 생활습관병 즉 고혈압, 당뇨, 비만, 고지혈증이 시작되는 경우도 흔치 않게 주위에 많습니다. '이래서는 안 되겠다. 건강이 최고다. 일단 걷기부터 시작하든지 주말에는 동네 뒷산에 올라가고 평일에는 학교 운동장이라도 뛰어야겠다.' 이런 다짐으로 운동을 시작하십니다. 안 하던 운동을 하다 보니 운동장 한두 바퀴 뛰고 나면 숨이 턱까지 차오르고 힘들어서 죽을 것 같고 더 이상은 못 뛰는 상황이 됩니다. 그러면 어김없이 찾아오는 행동이 있습니다.

"어이구 죽겠네, 어휴~ 숨차~휴~휴~" 사실 숨이 차면 아무 소리 안 하고 숨을 빨리 쉬면 빨리 회복될 거 같은데 숨 차다고 숨만 열심히 빨리빨리 쉬는 분은 그리 많지 않습니다. 거친 숨을 몰아쉬는 중간중간에 꼭 숨차고 죽겠다는 표현을 소리내서 합니다. 운동회날 이어 달리기라도 하면 숨이 턱에 걸리도록 뛰고난 후, 또는 건강을 생각해서 숨이 턱에 차도록 애써서 산정상에 올라간 후 "어휴, 힘들어", "어이구, 숨차", "휴우, 헉헉헉" 등 각기 다른 여러가지 소리를 냅니다. 그리고 바로 공간을 향해 크게 소리칩니다. "야호~~~" 고함 한번 지르고 나면 기분이 가벼워지고 좋아집니다. 군대에서도 아침 일찍 기상하고 운동장에 모이면 고함 1분간 크게 지르라고 시킵니다. "야~~~~~아~~~~~" 그러면 기분이 가벼워지고 상쾌해집니다. 우리가 상식적으로 판단할 때, 아무 소리 내지 않고 숨이 차면 호흡을 빨리해서 산소를 많이 들이마시고 이산화탄소를 빨리 내보내면 더 좋을 것 같은데, 대부분의 사람들은 숨을 몰아쉬면서도 중간중간 다양한 소리를 냅니다. 왜 그럴까요? 앞에서도 언급했지만 소리를 내면 목 부위에 있는 부교감신경줄기가 활성화되기 때문입니다. 목소리를 내면 부교감신경을 자극해서 활성화되며 몸 상태는 빨리 안정되고 평온한 상태가 됩니다. 뛰거나 힘을 다해 산정상에 오르면 흥분을 담당하는 교감신경이 극대화된 상황에서, 정신적 안정과 평온을 담당하는 부교감신경을 순간적으로 활성화시켜서, 몸 상태를 빨리 정상으로 되돌리려는 본능적인 행위입니다. 터질 듯 빵빵한 풍선에, 살짝 바람 빼는 것과 같은 효과입니다. 소리를 내는 목 부위 후두부와 인후부에 부교감신경이 가지를 뻗고 있으며 소리에 의해 부교감신경이 깨어나서 정신적 안정과 평온이 찾아오게 되는 것입니다. 또 다른 방법으로, 소리내며 하는 하품도 있습니다. 스트레스가 극에 달해, 머리를 감싸며 "와~~미치겠다~~!" 소리치는 것도 본능에 충실한 행동이며, 이런 행위는 순간적인 정신적 안정과 평온을 갈구하기 때문입니다. 극심한 스트레스가 쌓이면 나도 모르게 큰 소리로 "에휴~~" 하며 길게 한숨을 내쉽니다. 그러고 나면 마음이 다소 편안해짐을 느끼게 됩니다. 이런 것들이 목 부위에 분포한 부교감신경을 활성화시켜 순간적인 정신 안정과 평온함을 유지하기 위한 본능입니다. 본능적 행위를 체계화하고 지속하면 정신적 안정과 평온을 찾는데 크게 도움이 됩니다. 이런 경우 말고도 또 다른 측면에서 볼 수 있는 부교감신경 활성화의 예입니다. 종교의 깊은 의미와 뜻과는 관계없이 의학적 측면에서만 볼 때, 염불, 찬송, 만트라, 굿의 주문 등이 인체 해부학적·생리학적 근거에 의해 정신을 안정시키고 기분을 평온하게 해주는 효과가 있음이 외국의 여러 논문에 의해 입증되었습니다. 일상생활에서도 이와 같은 원리에 의해 스트레스를 해소할 수 있습니다.

국수를 먹거나 국물을 마실 때, 우리나라에서는 예절상 소리를 내지 않는 것을 선호하지만, 어떤 나라에서는 소리를 내고 먹습니다. '후루룩' 소리를 내면서 먹으면 더 맛있게 느껴진다고 얘기합니다. 소리를 내면서 먹는 것도, 부교감신경의 역할을 생각한다면 더 맛있을 수도 있겠다는 생각을 해 봤습니다. 시원한 물이나 국물을 마실 때 사발이나 국그릇을 들고 고개를 뒤로 젖히며 국물을 마시면 더 맛있게 느낍니다. 목을 뒤로 젖힐 때 부교감신경이 활성화되는 것과 연관이 있습니다. 예전에 연속극에서 보면 시골 농부가 땀흘리게 노동을 한 후에 우물가에서 두레박에 담긴 우물물을 벌컥벌컥 소리를 내며 고개를 뒤로 젖히고 마신 후, "어~시원~하다~~. 물맛이 꿀맛이네~"그 소리를 듣는 시청자들도 모두 시원함을 느낀 적이 있으실 겁니다.

물 한 잔 마시고, 이제부터는 꼭 한 마디 해야겠습니다.

"어~물 맛 좋다~"

계단 빨리 뛰어 내려가기

결혼식 축하해주러 갔다가 결혼식 끝나고 나와 엘리베이터를 타려다보니 사람들이 너무 많아서 한번 두번 양보하다가 그냥 비상구 계단을 이용해 후다닥 빨리 내려오신 경험이 있으신가요? 약속시간에 늦을까봐 걱정이 되어서 엄청 빠른 속도로 건물 계단을 내려온 적 있으신가요? 눈으로 한번 계단을 척 봤을 뿐인데 뇌에서는 계단의 높이, 폭 등을 이미 계산 완료하고 운동신경을 통해 명령을 하달하여 우리가 아주 빠른 속도로 넘어지거나 헛딛지 않고 계단을 내려올 수 있게 해줍니다. 이 때에도 어김없이 근육을 수축할 수 있도록 아세틸콜린이 분비됩니다. 근육운동은 체신경계가 담당하며 말초신경계에 소속되어 있습니다. 이런 일련의 과정이 원활하게 작동하려면 뇌부터 근육까지 일사분란하게 움직이는 건 말할 것도 없고 복잡한 계산까지도 불과 1초도 안 되는 시간에 다 계산해 냅니다. 반사운동의 좋은 예입니다. 이 반사운동을 역으로 이용하면 우리 몸에 아세틸콜린이 많이 분비될 수 있습니다. 방법은 간단합니다. 걸음을 빨리 걸으면 됩니다. 근육의 잦은 수축에 맞게 아세틸콜린이 분비되는 것뿐만 아니라 근골격계의 균형을 본능적으로 잡아주는 효과가 있습니다. 예를 들어서, 내 걸음걸이 자세가 팔자걸음 또는 그 반대일 경우 발 관절에서부터 목 관절과 머리의 위치까지 균형을 잡기 위해 틀어지게 됩니다. 현재까지 살아오는 동안 오랜 시간을 지속하다보니 골반도 틀어지고 허리, 어깨도 틀어져서 몸의 형태가 뒤틀리게 됩니다. 이때 빠른 걸음을 걷게 되면 근골격계는 습관적인 자세를 유지하지 못하고 원래의 근골격 형태를 유지하게 됩니다. 몸의 자세 교정뿐 아니라 신경전달물질 분비까지 왕성하게 해서 젊음을 유지하는데 크게 도움을 줍니다.

정력증강으로 얻어지는
몸과 마음의 치료 효과는?

　　　　　　　　　정신수련법은 몸과 마음을 한 곳에 집중시켜 나를 괴롭히는 번잡한 생각에서 벗어나 영혼의 자유로움을 얻을 수 있게 해주는 최상의 방법입니다. 인체 내에서 마음의 안정과 평화를 담당하는 부교감신경이 그 역할을 담당하게 됩니다. 부교감신경과 짝을 이루는 교감신경은 몸과 정신이 위험 상태에 처하는 상황에 반응해서 몸이 항상 정상 상태를 유지할 수 있도록 빠르게 대처하는 역할을 맡고 있습니다. 평화와 안정을 맡고 있는 부교감신경과 위험 상황에 대처하는 자율신경이 균형을 이루면 몸은 편안한 상태를 유지할 수 있습니다. 물론 이런 일련의 과정은 말초신경과 중추신경의 명령 전달 체계를 거쳐 이루어지게 됩니다. 말초신경계에 속하는 자율신경이 안정화되면 그 영향권 내에 있는 소화기관 및 비뇨기계통이 안정되고, 말초신경계를 구성하는 또 하나의 신경계 즉 체성신경계도 안정되면서 체성신경계가 맡는 뼈와 근육들도 안정됩니다. 신경 기능들도 부교감신경의 활성화에 따라 영향을 받게 됩니다. 특히 방광으로 가는 부교감신경이 안정되어 과민성 방광, 빈뇨 등의 증상이 좋아집니다. 부교감신경이 잘 작동해서 안정화되려면 이전의 불안한 상태로 세팅되어 있는 상황을 지워버리고, 새로운 길을 알려주고 그 쪽 길로 다니도록 해야 합니다. 그 방법이 바로, 풍선불기법입니다.

미래의료는 '원스톱 치료'의 방향으로 나아갈 것입니다.

아픈 환자가 한의원을 갈지, 병원을 갈지 스스로 선택하는 현 의료 시스템은 환자의 치료 비용을 더 많이 부담시키고 치료 기간마저 더디게 하거나 늦출 수 있습니다. 어떤 병은 한의원에 가는 것이 좋을 수도 있고, 또 어떤 병은 현대의학을 전공한 의사에게 가서 치료를 받는 것이 좋을 수 있습니다. 경우에 따라서는 한방치료와 현대의학적 치료를 병용하는 것이 효과적일 수 있으며, 그에 더해 명상과 자기 최면법이 합해진다면 우리가 기대하는 그 이상의 치료 효과를 낼 수 있습니다. 현재의 의료 체계에서 나타나는 불합리점을 없애고 미래지향적으로 나아갈 방향은 이미 정해져 있다고 해도 과언은 아닙니다. 아픈 환자가 병원을 선택하는 것이 아니라 의사가 환자의 병세를 파악하기 위해 현대의학, 한의학, 명상, 최면 등 다양한 접근법이 동시에 가동되는 치료법이 미래의학의 현 주소가 될 것입니다. 이게 바로, 제가 지향하는 '원스톱 치료법'이며 미래의학의 지향점이 될 것입니다.

원스톱 치료법의 개념은 사람을 크게 3부분으로 나누어 이루어집니다.

- 머리
- 몸 속
- 몸의 바깥부분

이 3가지는 따로 떼어놓고 생각할 수 없는 부분이며 서로 유기적으로 연결되어 마치 하나처럼 움직입니다. 지금 의학계에서는, 미래의학의 나아갈 방향의 기준을 잡고 다양한 방법을 이용해 연구 중이며, 치료 가능성에 대한 중간 결과물을 얻어내어 치료에 적응할 수 있도록 막대한 자금을 들여 세계 여러 나라 연구진이 연구를 하고 있습니다.

정확한 원인이 아직 밝혀지지 않은 알츠하이머 치매와 류마티스 관절염 등 의학계에서 해결하지 못한 여러 가지 질병에 대해 치료법을 개발하고 있습니다. 최근, 새로운 기법의 다양한 의학적 연구가 중

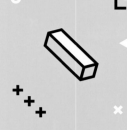

국, 미국, 유럽, 한국, 일본 등에서 국가 정책적으로 연구되고 있으며, 빌 게이츠 등 뜻있는 재벌 등도 연구에 투자를 하고 있습니다. 우리나라에서도 국가정책 사업의 일환으로 여러 연구소에서 많은 연구원들이 연구 중이며 의과대학과 생명과학 연구소 등에서도 수많은 논문들이 발표되고 있습니다. 확실한 치료 가능성이 높아짐에 따라 일선에서 치료하고 있는 개업의사들을 대상으로 하는 의료학술대회에서도 발표되고 있는 단계까지 와있습니다.

구체적인 예를 들어보겠습니다. 2020년 7월 열린 서울시 의사회 합동 학술대회 자료를 참고 자료로 삼아 말씀드립니다.

변화하는 미래의료 적응하기

1. 제목-차세대 바이오의학: 마이크로바이옴
2. 연자-카톨릭의대 의생명과학교실 차재명 교수
3. 타이틀-차세대 바이오의학: 마이크로바이옴
4. 내용
   ① 장내 세균을 조절해서 우리가 알고 있는 장 질환 치료 뿐 아니라, 노화현상을 조절할 수 있으며 100세 인생의 가능성이 열렸다.
   ② 장내 세균이 갖는 면역력을 유지시켜 면역 질환이나 뇌 질환을 치료할 수 있으며 장과 뇌가 연결되는 축(뇌-장 축)을 이용하면 알츠하이머 치매의 완화 가능성이 밝혀진 상태이다.
   ③ 현재 미국에서는 세계 최초로 대변은행을 설립해서 본인의 장내 세균이 비정상일 경우, 장이 튼튼한 사람의 대변을 이식해서 장 기능을 정상화시키고, 튼튼한 장에서 살고 있는 정상적인 장내 세균이 뇌-장 축을 통해 뇌의 기능을 좋게 하는 방법을 연구 중이며 실행방법도 개발 중이다.

한국 뿐 아니라 세계 선진국가에서는 이에 대한 연구가 활발히 이루어지고 있으며 얻어낸 결과도 상당한 수준에 올라와 있는 것이 현실이고 곧 미래의학의 중추역할을 할 것이라고 판단됩니다.

현재까지 이룩한 마이크로바이옴 기반의 치료 및 진단 임상연구 결과(제18회 서울시 의사회 합동 학술대회 책자 184페이지)는 다음과 같습니다.

소화기 질환 348례/위장간계 348례/염증 96례/면역 질환 78례/과체중 84례/당대사 이상증 86례/그외 수많은 실험결과 및 증례 보고

이상에서 언급한 바와 같이, 장내 마이크로바이옴을 연구하는 것만으로도 우리가 현재 가지고 있는 각 장기별 진단 및 치료의 개념을 뒤엎을 수 있는 획기적인 전환점을 맞고 있는게 현실입니다. 전문가들에 의해 얻어질 결과물은 다소 시간이 걸리겠지만 결국 우리에게 적용될 것입니다. 그때까지 막연히 손놓고 기다릴 것이 아니라, 우리는 전문적인 의학 지식이 없어도 전문가들이 연구하는 분야에 관한 내용을 쉽게 이해하면서, 우리의 일상생활 속에서 누구나 손쉽게 활용할 수 있는 방법을 모색해야 합니다.

여기서 한발 더 나아가, 연구진들의 노력으로 개발되어 현재 시판되고 있는 유산균제제 등을 최근에는 대부분의 사람들이 약국이나 편의점에서 쉽게 구입해 복용 중입니다. 그러나, 장을 튼튼하게 해 준다는 유산균을 복용한다고 해도 근본적인 해결책이 되지는 못 합니다. 왜냐하면 장이 약해지는 원인이 제거되지 않은 상태에서 장에 좋은 유산균을 공급하는 것은, 마치 홍수가 나서 둑이 무너진다고 둑만 보수해서는 해결이 안 되는 것과 같습니다. 근본적 해결책으로, 수로를 넓히고 강화시켜서 많은 비가 왔을 때 통제 가능하도록 해야 합니다.

이 책에서는 수로를 넓히는 근본적 해결책과 그 결과 얻게 되는 부수적 효과에 대해 제시하고 있습니다. 이런 방법을 이용하면, 앞부분에서 말씀드린대로 원스톱 치료법이 가능하게 됩니다. 치료받으러 오는 사람은 머리와 몸 밖과 몸 안쪽을 활성화시키는 방법을 통해 치료를 받고, 치료받은 후에는 일상생활 속에서 쉽게 할 수 있는 홍수에 대비해서 수로를 개선하는 방법 즉, 부교감신경 활성화 방법을 알려 드립니다. 즉, 장 운동을 조절하는 부교감신경을 활성화시켜서 장 운동을 정상화시키며, 뇌와 장이 연결되는 전용도로 즉 '뇌-장 축'을 이용해서 돈도 안 들고, 실생활에서 부작용 없이 바로 실행할 수 있는 원스톱 치료법을 말씀드렸습니다.

ENERGY
BOOSTING
METHOD

2.
양방 ·
한방
식사관리법

**ENERGY
BOOSTING
METHOD**

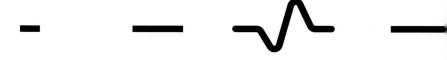

먹는 일은 사는 즐거움이자 생명을 유지하는 원천입니다.
먹어야 살아 움직일 수 있고, 움직이려면 먹어야 하는
순환과정의 연속이 삶입니다.

　삶 속의 순환과정에서 부산물인 쓰레기는 생길 수밖에 없지만, 그대로 방치하면 화근이 되는 것이 바로 부산물이 아닌가 싶습니다. 먹고 남은 음식을 분리수거 한다거나, 한 곳에 모아 일괄 처리하는 이유도 맑고 깨끗한 환경을 만들어 모두가 건강하고 더욱 쾌적한 환경 속에서 살 수 있도록 하는 게 목적입니다. 사람의 몸도 다를 바 없습니다. 활동을 하려면 먹어야 되고, 소화를 시켜 에너지를 만드는 과정에서 생기는 부산물은 어쩔 수 없습니다. 음식의 부산물은 2가지입니다. 첫째는 소변, 대변이고, 두 번째 부산물은 음식이 에너지로 쓰이고 난 후 대사과정에서 남겨진 '재'입니다.
　장작불처럼 활활 타오르는 불 에너지를 내고 남은 재 또는 숯이라고 볼 수 있는 부산물을 '산화물'이라고 부릅니다. 재 또는 숯은 그대로 놔두면 주변을 어지럽히고 검댕이가 날려 주변을 오염시킵니다. 그러나 숯은 다시 불을 잘 붙이면 멋진 재생연료가 되기 때문에 쓰기에 따라 장작보다 더 좋은 불쏘시개 재료가되기도 합니다. 사람의 경우도 마찬가지입니다. 밥과 갖가지 음식을 하루 2번 또는 3번 먹으면 위와 장은 열심히 일해서 음식을 소화시키고, 혈액을 통해 조직으로 영양분을 보내고, 다 쓰이고 최종적으로 남는 것은 물과 이산화탄소입니다. 그러나 이것은 이론적으로 완전 연소되었을때의 경우이고, 에너지를 발생시키는 과정에서 불완전 연소에 의해 그을음도 생기고 검은 연기도 나고 재도 남고 숯도 남습니다. 사람 몸 속에 남아 있는 이런 부산물을 산화물질이라고 부릅니다. 산화물질은 세포에 달라붙어 세포를 약하게 만들거나 심한 경우 세포 속을 파고들어내부 중요 물질인 핵산을 공격해서 돌연변이를 일으키기도 합니다. 그러나 산화물질을 치울 수 있는 청소부를 공급해서 치우고 난 후, 정리를 하거나 용도에 맞게 쓰면 산화물질을 재활용할 수 있습니다. 재활용된 산화물질은 에너지를 만들어내는 성분으로 탈바꿈하여 우리 몸에유익하게 사용됩니다. 음식물이 흡수되는 과정에서 생기는 산화물질을 치우고 정리해서 에너지원으로 재활용할 수 있게 하는 물질을 '항산화물질'이라고 부릅니다. 항산화물질은 일부는 몸 속에서 만들어지기도하고, 일부는 몸 밖에서 음식이나 약품의 형태로 얻을 수 있습니다. 그러나 산화물이 너무 많이 쌓이면, 치우는 것도 한계가 있기 마련입니다.

일정 수준 이상 쌓이면 산화물은 정상세포의 벽을 무너뜨리고 파괴하게 됩니다. 그런 결과로 세포는 기능을 잃고 쓸모없는 상태가 되어 버려지거나 기능을 하더라도 일부 밖에 작동하지 않게 됩니다. 이 과정이정상적으로 서서히 진행되어 세포 기능이 떨어지고 약해지게 되는 것을 '노화과정'이라 부르고, 비정상적으로 특정부위를 공격할 경우 '질병'

이라고 부릅니다. 늙어가면서 기능이 떨어지는 것은 그렇다고 치더라도, 나이가 많지 않은데도 세포에 산화물이 쌓이는 경우는 원인이 무엇일까요? 너무 많은 에너지를 단시간에 무리하게 쓰거나, 영양분을 제대로 공급하지 않고 그저 쓰기만 하면 결국 기능이 약해져서 쌓이는 쓰레기를 미처 치우지 못하게 될 겁니다. 간단히 예를 몇 가지 들어보겠습니다. 건강을 위해서 규칙적으로 만보 걷기를 하거나 조깅 또는 스트레스 해소를 위해 주말 등산을 하시는 분들이 많습니다. 규칙적인 운동으로 근육이 발달함에 따라 근육운동을 담당하는 신경줄기도 왕성한 활동을 하게 됩니다. 근육과 신경줄기가 튼튼해지면 건강한 몸과 정신을 가질 수 있습니다. 그러나 기록 갱신을 위해서, 본인의 한계를 극복하고 최대한의 능력을 발휘해 경쟁적 운동을 하는 경우는 극한 상황을 극복해 내야 하는 교감신경의 작용이 크므로 뇌 기능부터 심장, 근육 등 모든 기능이 최대 능력을 넘어서는 상황이 반복되며, 소모되는 에너지와 비례해서 산화물이 쌓이게 됩니다. 담배를 많이 피거나 술을 자주 많이 마시는 사람은 운동선수가 근육을 과하게 쓰는 것처럼, 폐와 간을 무리하게 쓰게 됩니다. 무리한 만큼 산화물은 쌓이게 되고 조직을 공격하게 됩니다. 긴장상태가 지속되는 경우, 음식을 먹을 때 폭식이나 과식을 하는 경우도 똑같은 원리에 의해 산화물이 조직 세포에 많이 쌓이게 됩니다.

우리 몸에 쌓이는 산화물, 즉 찌꺼기는 어디서 쓰다가 남은 것인지, 이미 쌓인 쓰레기를 치울 수는 없는지에 대해 알아보겠습니다. 이런 과정을 이해하다 보면, 가까운 미래에는 양방이나 한방, 두 가지 중 한 가지를 선택하는 치료법이 아닌 포괄적 복합치료법 즉 원스톱 치료법이 채택되어 널리 쓰이게 될 것입니다. 저는 이미 원스톱 치료법에 대해 많은 노하우를 갖고 있으나 현실적으로나 제도적으로 실행이 쉽지 않은 것에 다소 아쉬운 부분이 있습니다.

식사를 관리해야 하는 이유

식사를 잘 관리하면 우리 몸에 남아 있는 상처와 흔적을 지울 수 있습니다. 우리 몸의 노화를 촉진하고 병들게 하는 산화물질에 대해 알아보겠습니다.

산화물질이란 어디에 쓰이다가 남은 물질인가요?

우리가 먹은 음식은 소화·흡수되어 영양분의 형태로 간이나 근육, 지방세포 안에 저장됩니다. 그러나 저장되어 있는 영양분이 직접 에너지로 쓰이는 건 아닙니다. 냉장고에 넣어둔 식재료로 음식을 만들려면, 다듬는 준비과정을 거치듯 몸 속 에너지로 쓰이려면 몇 가지 단계를 거치게 됩니다. 우리가 먹는 음식으로 얻은 영양분과 호흡을 통해 얻은 산소는 몸 속 세포 안에서 에너지를 만드는 데 사용됩니다. 그 과정에서 불완전 연소에 의해 활성산소(프리라디칼)가 만들어집니다. 활성산소(ROS: Reactive Oxygen Species)란 우리 몸에 있는 다양한 산소의 종류를 다 합해서 일컫는 단어입니다. 우리 몸에 유익한 O_2 형태의 안정화된 분자가 아니며 안정적이지 못한 산소를 말합니다. 그중에는 H_2O_2, O_3 등 여러 가지가 있습니다. 이들은 쌍을 이루지 못한 나 홀로 상태의 전자를 갖고 있습니다. 나 홀로 상태이므로 모든 세포에 붙기가 쉬운데, 적당량의 활성산소가 있을 경우에는 외부에서 침입한 세균이나 비정상세포에 달라붙어 세포의 활동을 못 하게 함으로써 몸에 유익한 작용을 하기도 합니다. 그러나 에너지가 심하게 소모되면 그 과정에서 생긴 활성산소는 정상세포에 들러붙어 피해를 주며, 세포 속으로 침투해 DNA를 공격해서 유전적 변이를 일으키거나 암을 발생시킵니다.

산화물이 쌓이는 원인은 다양합니다. 활성산소를 없애는 제일 좋은 방법은 균형 잡힌 식사와 운동입니다. 올바른 식사와 적당한 움직임, 안정된 마음은 약해진 기능을 원래대로 되돌립니다. 사람의 몸은 고차원적이고도 완벽한 존재이므로 노력하는 만큼 기능 회복을 할 수 있습니다. 예를 들어, 80대 노인이 아령을 들면 젊은 사람보다 그 효과는 못하지만 근력이 회복되어 근육이 붙습니다. 눈에 보이는 근육만 붙는 게 아닙니다. 근육에 분포해서 근육을 움직이는 신경줄기가 그 기능을 회복하고 신경줄기 끝에서 신경전달물질 분비도 증가됩니다. 오장육부의 기능을 조절하는 신경줄기(자율신경계) 기능도 회복됩니다. 이어서 척추신경 줄기도 튼튼해지고 뇌 기능도 회복됩니다. 사람의 모든 신경은 도로망처럼 연결되어 있으며 상호 조절능력이 있기 때문입니다. 신경줄기의 기능을 유지하려면 균형 잡힌 식사로 에너지를 공급해야 하는데 어떤 음식을 어떤 기준에 맞춰서 먹는 것이 좋은지 한방과 양방, 두 가지로 나누어서 알아보겠습니다.

한의학 식사관리법

글: 한의학 박사 김양식 (현)김양식한의원 원장/(전)대전대 침구학 교수/(전)가천대 경혈학 겸임교수

<u>오미, 오색의 조화</u>

식의동원(食醫同源)이란 말이 있습니다. 음식이 약이 되고, 약이 음식이 될 수 있다는 뜻입니다. 음식을 잘 섭취하면 병을 예방할 수도 있고 치료할 수도 있으나 잘못 먹으면 병이 됩니다. 음식은 결국 우리의 몸을 이루는 기본 요소이니 당연한 말이긴 하나 이를 실천하기는 쉽지 않습니다. 음식의 종류만큼이나 사람의 취향과 체질이 다양하기 때문입니다. 지역마다 먹는 음식이 다르고 기질이 다른 이유는 문화·사회적인

측면도 있겠으나 음식의 영향도 무시할 순 없을 것입니다. 한의학에 "기미론(氣味論)"이 있습니다. 음식이나 약을 음양오행으로 다시 구분하여 인체에 대한 영향을 보는 이론입니다. 봄, 여름, 가을, 겨울에 맞추어 각각 따뜻한, 뜨거운, 서늘한, 차가운 성질이 있고 여기에 따뜻하지도, 차갑지도 않은 평평한 약도 있어서 5가지의 기(氣)로 구분하고 시고, 쓰고, 맵고, 짠맛에 단맛을 더하여 5가지의 미(味)로 구분합니다. 따뜻한 음식과 약은 차가운 체질인 사람의 병을 치료하고, 차가운 음식과 약은 따뜻한 체질인 사람의 병을 치료합니다.

신맛은 간을 도와서 가운데로 끌어 들이는 수렴작용을 합니다. 땀이 많이 나거나 출혈이 되고, 입안이나 피부가 헐고 기운이 빠질 때, 설사할 때 등에 응용이 되며, 대표적으로 오미자, 산수유, 백작약이 있습니다. 쓴맛은 흩어진 것을 뭉치게 하고 연한 것을 단단하게 하는 성질이 있고, 아래로 가라앉히는 침정작용을 합니다. 심장을 안정시키고, 위액분비를 촉진하는데, 지나치면 설사를 하게 됩니다. 대황, 황금, 고삼 등이 있습니다. 단맛은 비장에 속하여 이완작용을 합니다. 스트레스를 푸는데 좋고, 기를 돕는 약이 많은데 감초, 인삼, 백출, 황기 등이 대표적입니다. 매운맛은 폐에 속합니다. 발산하여 밖으로부터 들어온 차가운 기운을 몰아내는데 뛰어나 감기에 응용이 됩니다. 짠맛은 신장에 속해서 단단한 것을 연하게 하는 작용을 합니다. 종양처럼 뭉친 것을 풀어주니 갑상선종에 곤포(다시마), 해조(바닷말)를 쓰는 이유입니다. 이외에 기미의 가벼움과 무거움(輕重), 얇음과 두터움(厚薄), 맑음과 탁함(淸濁)을 볼 수 있습니다. 가볍고, 얇고, 맑은 약은 양에 속해서 위로 떠서 몸의 위쪽, 피부쪽으로 작용합니다. 무겁고, 두텁고, 탁한 약은 가라앉아 몸의 안쪽을 치료합니다. 가벼운 약은 박하, 곽향(방아, 배초향), 소엽(차조기)같은 약이고, 무거운 약은 연씨, 탱자(지실), 숙지황, 맥문

동 같은 약입니다. 박하는 가볍고, 청량하므로 열성의 두통, 감기에 쓰고, 소엽은 가볍지만 따뜻하므로 한성의 두통, 감기에 씁니다. 인삼은 아무리 달여도 밝은 색이므로 맑지만, 맛은 두터우므로 피부의 발산작용은 없고 발열(몸을 따뜻하게)하며, 맛이 달고 약간 써서 폐와 비장에 작용합니다. 숙지황은 탁하고, 진하므로 신장에 작용합니다.

5가지 색, 즉 오색으로 보면 파란색은 간에, 빨간색은 심장에, 노란색은 비장에, 흰색은 폐장에, 검은색은 신장에 도움이 되는 색입니다.

방향성의 식품이나 약물은 막힌 것을 뚫는 작용을 합니다. 곽향, 소엽 같은 약은 음식이 안내려가는 식체에, 사향 같은 약은 뇌혈관이 막힌 중풍에 사용합니다. 각종 차 종류는 방향성을 가진 경우가 많습니다. 녹차와 커피를 식후에 먹는 이유는 특유의 향으로 소화에 유리하고, 마음을 편안하게 해주기 때문이며 녹차는 맑아서 위쪽 폐에 작용하여 외감(감기 또는 독감)에 좋습니다. 커피는 검고 무거워서 심장과 신장에 작용하여 강심작용을 나타내 일시적으로 스태미나에 도움이 될 수 있습니다. 기미가 튀지 않고 평이하면 음식으로 구분하고, 극성의 성질을 가지면 약으로 구분하지만 경계가 불명확한 재료도 많습니다. 이를테면 인삼, 황기 등의 약재를 삼계탕에 넣으면 음식이지만, 그냥 달여서 먹으면 약이 되지요. 인삼, 황기를 약으로 선택할 때는 4년 이상된 비교적 오랫동안 약성을 키운 약을 쓰고, 음식으로 쓸 때는 1년 정도의 약한 약성을 가진 약재를 쓰게 됩니다. 가격 때문도 있지만 약성이 강해서 부작용을 일으키는 문제도 있기 때문입니다. 위의 기본적인 이론을 토대로 음식을 먹을 때 "맛있다"란 말을 생각해 보십시오. 첫째, 시각적으로 오색의 조화가 맞아야 합니다. 보기 좋은 떡이 먹기 좋다는 말처럼 울긋불긋한 음식의 화려함은 군침을 돌게 합니다. 그리고 갖가지 색깔의 음식을 골고루 섭취해야 영양이 균형을 찾습니다. 둘째, 향이 좋아야 합니다. 우리나라 청국장이나 젓갈처럼 냄새가 고약하지만 식욕을 돋우는 식품입니다. 한국 사람에게는 청국장이나 젓갈 냄새에 따른 기억이 좋은 쪽으로 연결되어 있기 때문입니다. 세 번째, 눈으로 먼저 보고 냄새를 맡았으니 입으로 먹는 것이 남았죠. 혀로 음미할 때는 오미의 조화가 맞아야 합니다. 입맛의 차이가 있으나 누구나 좋아하는 단맛도 너무 달면 맛있다고 할 수 없지요. 넷째는 소리입니다. 음식을 기다리고 먹을 때 귀로 지지고 볶는 음식하는 소리, 좋은 음악을 들으면 훨씬 흥취가 납니다.

> 맛이란, 간(눈으로 보는 것, 신맛, 푸른색), 심(혀로 맛보는 것, 쓴맛, 붉은색), 비(입으로 먹는 것, 단맛, 노란색), 폐(코로 냄새 맡는 것, 매운맛, 흰색), 신(귀로 듣는 것, 짠맛, 검은색)의 오행과 오장의 조화입니다.

음식은 오색과 오미를 골고루 갖추어 편식이 안 되어야 충분한 영양을 섭취할 수 있습니다. 약은 편식을 해야 몸의 불균형을 조정할 수 있습니다. 음식을 할 때, 재료를 한두 가지만 쓸 경우 조미를 한다 한들 맛이 떨어지고 영양이 불균형해집니다.

실생활에서 바로 활용할 수 있는 '자연' 한방 식이요법과 '자연' 생활습관 방법

1. 무엇을 먹어야 할까 보다 무엇을 피하여야 하는지를 먼저 생각하는 게 좋습니다. 대량 생산, 대량 소비로 가격을 낮춘 우유, 쇠고기, 양식 물고기, 과일, 농산물 등의 식재료에 대한 의구심을 가져야 하겠죠.

굶주림을 면하기 위한 또는 입을 즐겁게 하기 위한 식품과 몸을 튼튼하게 하는 건강식품이 같지 않다는 것을 유념해야 합니다.

2. 인위적으로 가공한 식품은 피하는 것이 좋습니다. 각종 식품 첨가물은 그 자체가 독소입니다. 인체에 무해하다고 한 인공 조미료(MSG)나 사카린, 유전자 변형 농산물(GMO식품)도 실험적으로 소량씩 먹는 데 문제가 없거나 유해하다는 증거가 없다는 뜻이지 안전하다는 뜻은 아니기 때문입니다.

3. 신토불이라는 말이 있습니다. 그 지역에서 나오는 신선 식품을 먹는 게 좋고, 장거리를 이동하는 식품은 아무래도 부패의 염려 때문에 후숙 과정과 방부 처리의 위험이 있기 때문입니다.

4. 오미와 오색의 조화가 있어야 합니다. 식사할 때 가능하면 여러 가지 색과 여러 가지 맛을 골고루 섭취하는 것이 좋습니다. 편식하지 말고 골고루 먹으라는 말과 같은 뜻입니다. 맵고, 짠 자극적인 음식은 몸에 자극을 주고, 새콤달콤한 음식은 살찌고 습기 많은 체질을 조장하여 몸이 무거워지고 각종 생활습관병이 생길 수 있습니다. 건강한 사람이라도 몸이 유난히 뜨거운 사람은 찬 음식과 따뜻한 음식의 비율을 7:3 정도로 맞추어 조절하고, 차가운 사람은 반대의 비율로 할 수 있으나, 그렇지 않다면 어느 한쪽을 위주로 먹는 것은 삼가는 것이 좋습니다. 각종 향신료, 쑥, 생강, 마늘, 파, 고추, 닭고기, 쇠고기는 따뜻한 음식이고, 해산물, 조개류, 가지, 오이, 수박, 참외, 포도, 돼지고기는 차가운 음식입니다.

5. 육류보다는 채소, 해조류를 우선해야 합니다. 육류는 기운을 탁하게 하고, 독소를 축적시킵니다. 채소와 해조류는 각종 영양이 풍부할 뿐 아니라 제3의 영양소인 식이섬유가 풍부하여 독소 배출에 유리합니다. 다만 몸집이 큰 사람은 담을 수 있는 용기가 크므로 몸집이 작은

사람보다 육식의 비율이 높아도 됩니다.

맥이 빠르고 힘이 있는 사람은 기운이 충만하고 열이 많은 사람이므로 차고 담백한 음식이 좋고, 맥이 빠르지만 힘이 없는 사람은 열은 있으나 기운이 쇠약하므로 기를 도우면서 몸을 서늘하게 할 수 있는 식재료 즉 약간 쓰면서 청량한 음식이 좋습니다. 씀바귀, 더덕, 둥글레, 매실 등으로 보완할 수 있습니다.

6. 과일도 이롭다고 많이 먹으면 안 되겠죠. 크기와 맛을 개량해서 재래종에 비해 각종 영양 성분이 떨어질 뿐 아니라 열량도 많습니다. 제철에 난 다양한 색깔의 과일을 골고루 먹는 것이 좋습니다.

7. 아토피, 담마진, 비염 같은 알레르기 질환, 비만, 당뇨, 고혈압 등의 생활습관병은 유전이나 체질적인 소인보다 섭생을 잘못해서 생긴 병입니다.

불안, 우울, 분노 등의 스트레스가 콜티손이라는 스트레스 호르몬과 생활환경 독, 음식에 첨가된 인공 첨가물, 감미료, 잘못된 식습관으로 인해 유해한 물질이 세포벽을 파괴하고 면역체계를 무너뜨립니다. 몸이 건강할 때는 신선 식품이나 현미, 잡곡 같은 음식이 영양과 건강면에서 좋을 수 있으나 모든 먹거리가 되는 동식물은 자기를 보호하기 위한 독소를 가지고 있다는 사실을 알아야 합니다. 공장식 사육으로 식탁에 오르는 고기는 사료에 포함된 첨가물이 있을 수 있고, 채소라 할지라도 고유의 독소가 있기 마련입니다. 야생으로 자라는 나물은 더욱 그렇습니다. 이때는 생식은 최소로 하고, 불에 데치거나 삶아서 익힌 음식을 위주로 한 화식을 하여야 합니다. 한방에서 술에 담가서 찌거나 볶아서 쓰는 약재가 많은 것은 약성을 돋우기 위해서이기도 하지만 대개는 약독을 없애는 과정입니다.

8. 경험적으로 안 좋았던 음식은 아무리 맛이 있더라도 피하여야 합

니다. 이기려 하거나 몸을 고치려고 하지 않는 것이 좋습니다. 내 몸이 이상한 게 아니라 나와 안 맞는 음식입니다.

현대의학 식사관리법

현대의학의 식사관리법은 접근 방식이 다를 뿐, 균형이 잘 잡힌 식사는 한의학 이론과 맥을 같이합니다. 식사관리법은 일반 건강한 사람들에게도 중요하지만 당뇨 환자나 비만, 고혈압, 동맥경화증 등 생활습관병에서 그 중요성은 더욱 두드러집니다.

무슨 음식을 어떻게 먹으면 어디에 좋다더라. 어디가 안 좋으면 어떤 음식이 좋다더라. 이런 얘기는 어릴 때부터 수없이 들었는데, 효과 봤다는 사람은 별로 못 봤습니다. 그렇다고 진짜 아무런 효과가 없다면 이런 얘기가 수백년간 전해 내려오지도 않았을 겁니다. 한두 번 먹다가 결과에 대한 확신 부족, 꾸준하게 먹을만한 근거 부족 등으로 중단하는 것이 하나의 원인이 될 수도 있습니다.

한의사 선생님이 이런 얘기를 하신 적이 있습니다. 민간요법이 효과를 못 보거나 부작용이 잘 생기는 이유는 특정 약 성분의 독성을 제거하는 과정이 포함된 복합처방과 달리 한 가지 약제만 사용하는 처방인 경우 독성의 부작용 가능성이 훨씬 높다고 합니다. 현대의학이나 식품영양학 관점에서 볼 때 우리가 먹는 음식도 마찬가지입니다. 음식과 음식도 어울리는 것이 있고, 같이 먹으면 안 좋은 것이 있게 마련입니다. 특히, 특정 음식을 약과 같이 사용할 경우 독성을 나타내는 경우도 많으니 인터넷 등을 꼼꼼하게 살펴서 참고하셔도 좋을 것 같습니다. 예를 들면, 자몽을 고지혈증약, 혈압약과 함께 먹으면 약의 효과가 커져서 위험할 수 있고 콧물약이나 무좀약의 효과를 떨어뜨릴 수 있습니다. 오렌지도 자몽보다는 덜 하지만 감기약이나 혈압약을 오렌지주스 또는 우유로 먹는 것은 피해야 합니다. 콧물 알레르기약 또는 종합감기약을 멀미약과 함께 쓰는 경우도 약효 상승작용으로 몸이 많이 늘어지거나 쳐질 수 있기 때문에 집중을 해야 되는 상황에서는 피해야 됩니다.

위장장애가 있는 분들은 아스피린이나 비타민C, 카페인을 빈속에 먹는 걸 피해야 하고, 기침약으로 먹거나 마시는 코프시럽 제제에는 마약 성분이 미량 포함되어 있어서 장기 복용을 피하는 게 좋습니다.

술 마신 다음 날 머리가 아프다고 타이레놀을 허용량 이상 먹으면 간 손상이 오고, 술 마신 상태에서 수면제를 먹거나 감기약과 함께 쓰면 상당히 위험할 수 있습니다.

아침에 일어나서 휘청거리거나 정신을 못 차리는 경우는 비교적 흔하며, 한 일을 기억하지 못하는 경우도 많습니다. 한의학 관점의 식사관리법에서 얘기했듯이, '식약동원'이라고 했습니다. 음식은 약에 비해 성질이 온순할 뿐, 약의 성질을 가지고 있기 때문에 음식과 음식의 조합을 맞춰가면서 먹으면 건강에 좋을 것입니다. 건강에 좋다는 의미는 영양분이 온 몸으로 골고루 흡수되고 조직 세포에서 에너지를 잘 만들어낼 수 있도록 해준다는 것으로 이해됩니다. 에너지 발산 후 필연적으로 생기는 몸 속 산화물을 제거해서 병에 안 걸리고 젊음을 유지시켜주는 효과가 있음을 포함하는 의미일 겁니다.

균형잡힌 식사법이라고 하면 일단 영양소의 배합이 잘 되어 있어야 됩니다. 하루 섭취 칼로리 중 탄수화물 60%, 단백질 30%, 지방 10% 구성이 좋다고 합니다. 그러나 보통 사람이 이렇게 비율까지 생각해서 먹는 경우는 당뇨병 환자를 제외하고는 거의 없을 겁니다. 일반적으로는 "고기를 일주일에 한 번은 먹어야지", "국이나 찌개는 짜니까 국물을 많이 먹지 말아야지", "늙어서 골다공증 안 걸리게 우유와 멸치는 좀 먹어야 되겠지", "동맥경화 안 걸리게 동물성 기름은 떼고 먹어야겠다", "아침을 안 먹는 게 내 습관인데 괜찮을까" 대략 이 정도 개념을 가지고 생활하는 게 보통 우리가 살아가는 방식이 아닌가 합니다.

균형잡힌 식사법에 대해 한의학적 접근 식사법은 전체를 아우르는 개념으로 풀어드렸고, 저는 제가 나름대로 꾸민 아침 식단 소개를 해 드리려고 합니다. 식품영양학적으로 영양소 성분과 배합 비율 등은 인터넷을 통해 많은 정보가 공개되어 있으니 참조를 부탁드립니다. 아침 식단은 염분 섭취 배제와 항산화성분이 많이 포함된 과일, 야채 위주로 구성하고 단백질, 탄수화물, 지방을 포함시키는 것을 원칙으로 정하였으며 바쁜 아침 시간에 빨리 먹을 수 있는 것도 하나의 조건으로 포함하였습니다.

식구들을 위해 10년 넘게 제가 직접 만드는 아침 식단입니다.

〈아침 주 식단〉

주스

그릭 요구르트

계란 반숙

설명1. 주스

믹서에 넣고 갈아서 마십니다. 주서기에서 만든 주스와는 달리 섬유소와 항산화성분의 파괴 없이 그대로 유지되는 장점이 있습니다. 주스의 재료는 빨강, 노랑, 파랑, 녹색이 기본색입니다. 빨강, 노랑, 파랑은 색의 3원색으로 섞으면 검은색(무색)이며 빨강, 노랑, 녹색은 빛의 3원색으로 섞으면 흰색(무색)이 됩니다. 빨강, 노랑, 파랑, 녹색은 세상 모든 색을 나타낼 수 있으며, 세상의 모든 색은 검은 색깔과 흰 색깔을 낼 수 있는 구성 성분입니다. 무색은 세상의 모든 색깔이며, 아무 것도 아닌 색깔입니다.

빨강, 노랑, 파랑과 녹색의 조합은 사람의 몸 속을 처음처럼 되돌릴 수 있도록 해줍니다. 몸이 필요로 하는 에너지를 공급한 후, 재가 되어 남은 산화물을 없애주는 역할을 합니다. 어떤 과정을 거쳐서 없어지는지 제가 먹는 과일을 중심으로 알아보겠습니다.

토마토(붉은색)

토마토는 제가 먹는 주스 중에서 제일 큰 역할을 맡고 있는 야채입니다. 뜨거운 물에 5분 정도 토마토를 넣고 끓인 후 찬물에 식혀 믹서기에 넣습니다. 한 사람 당 중간 크기의 토마토 한 개를 매일 먹습니다. 끓인 토마토 한 개에서, 항산화물질인 리코펜산이 생토마토의 10배가 나옵니다. 리코펜산은 사람 몸의 조직에서 에너지를 발생한 후, 찌꺼기로 남는 산화물질을 치워주는 역할을 하며, 조직의 노화 방지와 질병 발생을 예방하는 효과가 있습니다. 토마토를 물에 끓이는 게 불이나 오븐에 넣어 구워 먹는 것보다 좋습니다. 물의 온도는 100℃ 이상 안 올라가므로, 구울 때처럼 토마토 조직에 변화가 안 생깁니다. 토마토 성분의 체내 흡수를 강화시켜주는 올리브유를 믹서에 함께 넣어 주면 좋습니다. 토마토의 리코펜산은 강력한 항산화 작용으로, 과일에 많이 뿌리는 살충제 등에 의해 손상받는 신체를 보호합니다. 또한 화학조미료(MSG)에 의한 뇌세포 파괴를 막는데 도움을 줍니다. 곰팡이균의 일종인 칸디다증 치료에 도움을 주며, 정기적으로 적절한 양의 리코펜산을 섭취하면 혈관성 치매, 파킨슨병 및 알츠하이머병과 같은 뇌 및 신경계 질환의 발병이 지연될 수 있습니다. 산화작용의 결과로 생기는 뇌 조직의 파괴를 방지하는 데도 도움이 됩니다. 면역 강화작용이 있고, 항암작용이 있습니다. 정기적으로 리코펜산을 적절히 섭취하는 여성에게 뼈가 약해지는 것을 완화시킵니다. 리코펜산의 섭취는 혈류의 포도당 수치를 조절함으로써 II형 당뇨병 환자에게 유리합니다. 또한, 전립선비대증 예방에 좋습니다. 남성 원인의 불임 치료에 도움이 됩니다. 모발 성장에도 도움을 주며, 리코펜산을 매일 복용하면 건선 등의 피부염을 예방할 수 있습니다. 그밖에도 피부가 벌겋게 되는 발적에 도움이 되고, 노화를 늦춥니다. 신체는 리코펜산을 레티놀로 전환시키며 노화의 조기 징후를 예방하는 데 필수적인 비타민입니다. 레티놀은 피부 탄력을 증진시키고 피부 건강을 유지하는 멜라토닌과 콜라겐 생성에 도움을 줍니다. 매끄러운 피부를 유지하기 위한 미용 요법에 리코펜산이 함유된 제품이 많습니다.

산딸기(붉은색)

산딸기는 강력한 항산화작용이 있습니다. 산딸기 또는 야생딸기의 성분인 Fragaria vesca는 탄닌, 안토시아닌, 플라보노이드 및 페놀산과 같은 생물학적 활성 페놀 화합물의 풍부한 공급원입니다. 칼륨이 많이 들어 있어서 혈압을 낮추고 피순환을 개선시키며, 근육활동을 원활히 하도록 해줍니다. 칼륨은 신장 기능을 원활히 하는데 중요한 성분이기도 합니다. 안토시아닌, 비타민A 등이 시력보호에 도움을 줍니다.

비트(붉은색-사탕무)

비트는 항암작용이 있는 강력한 항산화제이며 항염증작용, 심장기능 보호, 혈액 내 유해물질 제거, 성욕 유지, 항노화작용, 정력과 근력 회복 증진 효과가 있습니다.

바나나(노란색)

바나나는 탄수화물이 주성분이며 보통 크기의 바나나 한 개의 열량은 100칼로리입니다. 탄수화물은 에너지원으로 바로 쓰이기 때문에 식사대용으로 훌륭합니다. 바나나는 시간이 지남에 따라 껍질 색깔이 변하게 되는데, 반점이 생기거나 갈색으로 변해도 상한 것이 아니며 색깔별로 각기 다른 장점을 가지고 있습니다. 설익은 것처럼 보이는 녹색 바나나에는 전분이 들어 있습니다. 전분은 우리 몸의 섬유질과 비슷하며 혈당과 혈중 콜레스테롤 수치를 낮춤으로써 당뇨병과 심장병의 위험을 줄이는 데 도움이 될 수 있습니다. 또한, 이 색상의 바나나는 섬유질이 높기 때문에 식욕을 유지하고 체중 감량을 촉진하는 데 도움이 될 수 있습니다. 달리기 또는 체력소모가 큰 운동 도중 혈당이 떨어질 때 혈당 수치를 올려주는 완벽한 간식이 됩니다. 싱싱한 노란색의 바나나에는 항산화물질이 풍부하여 신체를 다양한 질병으로부터 보호합니다. 바나나는 오래 될수록 당분이 많아지지만, 이 바나나에는 도파민이 들어 있어 심장병과 퇴행성 질환의 위험을 줄일 수 있습니다. 바나나에 들어 있는 도파민은 신경전달물질처럼 기분을 바꾸지 않으면서 강력한 항산화제로 작용합니다. 갈색 반점이 있는 노란 바나나도 항산화물질을 함유하고 있습니다. 대학 연구원들은 이 바나나가 암과 싸울 수 있다는 것을 발견했습니다. 갈색 반점의 바나나에서 녹색 바나나보다 종양괴사인자(TNF)의 양이 훨씬 더 높다는 것을 증명했습니다. TNF는 신체의 비정상적인 세포, 즉 암성 종양을 분해하는 데 도움을 줍니다. 종양괴사인자는 염증이 있거나 감염된 부위로 백혈구세포를 이동시켜 면역계를 활성화시킬 수 있습니다. 짙은 갈색 바나나는 당분이 제일 높지만 칼륨 함량이 높습니다. 칼륨은 근육이 움직이는데 필수적인 성분이며 특히 신장 기능에 중요한 역할을 합니다. 이런 종류의 바나나에는 아미노산 성분인 트립토판이 들어 있습니다. 트립토판은 우울증, 불안 증상을 낮추고 잠을 잘 자게 해 줍니다. 갈색 바나나는 소화가 매우 잘 되기 때문에 소화에 문제가 있는 경우에 좋습니다. 바나나의 장점을 내 것으로 만들려면 매일 바나나를 먹는 것이 좋습니다.

오렌지(노란색)

오렌지는 비타민C, 티아민, 엽산 및 칼륨의 좋은 공급원입니다. 칼륨은 혈압을 낮추고 심장병 위험을 줄이고 신장 기능에 좋습니다. 오렌지가 항산화 작용을 할 수 있는 이유는 성분 중 카로티노이드와 페놀 화합물이 있기 때문입니다. 카로티노이드는 감귤 등에도 풍부합니다.

- 페놀: 오렌지는 페놀성 화합물, 특히 플라보노이드의 훌륭한 공급원으로 대부분의 항산화 특성에 기여합니다.
- 카로티노이드: 모든 감귤류 과일에는 카로티노이드 항산화제가 풍부하여 다양한 색소를 담당합니다. 오렌지에는 항산화제인 리코펜산도 있으며 토마토와 자몽에서도 발견됩니다. 오렌지와 다른 감귤류 과일은 구연산이 풍부하여 신맛에 기여합니다. 구연산과 오렌지의 구연산염은 신장 결석 형성을 예방하는 데 도움이 될 수 있습니다.

블루베리(파란색-계절에 따라 오디 첨가)

블루베리는 특히 강력한 항산화 능력을 가지며 안토시아닌이 풍부합니다. 몸 속 세포는 매일 대사의 부산물인 산화물에 대항하여 싸우고 있습니다. 식이요법에서 충분히 항산화물질을 섭취하지 않으면 산화물질인 자유 라디칼이 체내에 축적되어 암, 심장병, 당뇨병 및 기타 노화 질환과 관련된 산화 스트레스를 유발할 수 있습니다.

블루베리의 청색에서 발견되는 안토시아닌, 플라보노이드와 같은 식이 항산화제는 산화물을 중화시키고 세포 손상을 방지하는 능력이 있습니다. 항산화제는 뇌 노화, 알츠하이머병 및 기타 퇴행성 질환을 예방합니다. 안토시아닌은 꽃이나 과일 등에 포함되어 있는 색소를 말합니다. 수소 이온 농도에 따라 빨간색, 보라색, 파란색 등을 띕니다. 안토시아닌은 항산화제로 작용하며, 항산화물질 가운데서도 가장 탁월한 효과를 냅니다. 안토시아닌은 플라보노이드의 주요 성분이며, 플라보노이드 함량이 높은 식품은 양파, 블루베리 및 딸기류, 홍차, 녹차 및 우롱차, 바나나, 감귤류, 은행, 적포도주, 다크 초콜릿(코코아 함량 70% 이상) 등이 있습니다. 안토시아닌은 혈압을 낮추고, 시력을 향상시키며, 암세포 증식을 감소시키고, 종양 형성을 억제합니다. 또한 당뇨병을 예방하고, 항염증 및 항박테리아 작용이 있다고 알려져 있습니다.

키위(녹색)

키위에 들어 있는 비타민C는 피부의 주요 구성 요소인 콜라겐 생성에 기여하고, 신체의 상처 치유 능력을 향상시킵니다. 비타민E 성분이 있어서 자외선에 손상된 피부를 보호하는 기능이 있습니다. 함유된 세로토닌 성분의 작용으로 수면의 질을 개선하는데 도움이 됩니다. 키위에는 섬유질, 칼륨 및 항산화제가 포함되어 있어 심장 건강에 도움이 될 수 있습니다. 함유된 칼륨은 혈관을 이완시켜 혈압을 관리하는 데 도움이 됩니다. 칼륨 섭취는 신장 결석 형성을 예방합니다. 키위는 신체에서 산화물을 제거하는 데 도움이 되며 암을 예방합니다. 변비를 예방하며 대변의 성질이 묽어지도록 합니다. 키위의 단백질이 항염증 효과를 가지고 있습니다. 키위에는 비타민K와 미량의 칼슘과 인이 함유되어 있어서 뼈 건강에 도움을 줍니다. 야채수(각종 야채-무, 당근, 우엉, 무청, 표고버섯 등으로 만든 물)를 각종 과일과 함께 넣어서 주스를 마시기 좋은 상태로 묽게 만듭니다. 소화 흡수를 돕고 섬유소가 많으며 비타민A 등의 성분을 포함합니다.

설명2. 요구르트와 견과류

그릭 요구르트는 부드러운 반고체 상태의 요구르트이며 단백질 공급원이 됩니다(포함 성분: 칼슘, 프로바이오틱스, 요오드, 비타민 B-12).

볶은 귀리: 우리에게 다소 덜 익숙한 곡식입니다.

죽의 일종인 오트밀의 재료입니다. 볶은 귀리는 우리가 알고 있는 '조리퐁' 맛과 거의 비슷하며 바삭하고 고소합니다.

타임지에서 선정한 세계 10대 슈퍼 푸드이며, 식물성임에도 불구하고 단백질, 필수 아미노산이 풍부하고 세로토닌 생성에 좋은 재료가 됩니다. 칼로리도 낮습니다. 단백질은 쌀의 2배 분량을 함유하며 콜레스테롤 제거와 폴리페놀의 항산화 성분이 심혈관 질환 예방 효과가 있습니다. 숙변 배출 효과로 다이어트에 좋고, 성장기 아이에게도 좋습니다.

견과류: 호두, 잣, 땅콩 등

비타민B1, 비타민E가 풍부하고, 혈행에 좋으며 피부와 모발에 좋고 노화 방지, 치매 예방 효과가 있습니다. 무기질(칼슘, 인, 마그네슘, 칼륨, 아연 등)을 함유해서 생체 기능 조절과 신경 및 근육의 흥분성을 조절해 줍니다.

- 대추: 독성분 제거(중화) 효과
- 계피가루: 임파액 흐름을 좋게 해서 부기 빠짐 효과
- 꿀: 단당류이므로 소화가 잘되고, 바로 에너지로 전환하는 효과, 몸 보호 기능

- 먹는 방법: 그릭 요구르트 한 큰 술

  호두 1/2개(잘게 부숴서)

  대추 1/4, 잣 7~8개

  계피가루 조금 + 건포도 1~2개

  볶은 귀리 2 티스푼(기호에 따라 증감)

  꿀 1/2 티스푼

설명3. 계란 반숙

끓는 물에 계란을 넣고 6분 15초 후에 건져냅니다. 찬물에 담가 식히면 껍질이 잘 벗겨집니다. 숟갈을 이용하면 조금 더 쉽게 껍질을 벗길 수 있습니다.

계란의 영양성분을 분석하면 다음과 같습니다.

- 탄수화물: 계란은 저탄수화물 식품입니다.
- 지방: 계란 한 개당 5그램의 지방이 있습니다. 약 1.6그램은 포화 지방이며, 나머지는 불포화 지방입니다. 계란의 지방 대부분은 노른자에 들어 있습니다. 노른자는 약 55칼로리의 지방과 단백질로 이루어집니다.
- 단백질: 계란 흰자는 고품질의 완전한 단백질 공급원입니다. 계란 흰자 속에는 4~5그램의 단백질, 17칼로리, 지방은 거의 없습니다. 계란 흰자는 체중 감소에 도움이 되는 아미노산인 류신이 들어 있습니다.
- 비타민과 미네랄
- 비타민D(칼슘 흡수에 중요), 인, 비타민A(건강한 시력, 피부 및 세포 성장작용), 그리고 비타민B 복합체가 들어 있습니다. 계란은 또한 리보플라빈, 셀레늄 및 콜린이 함유되어 있습니다.

계란은 건강한 지방을 공급해 줍니다. 계란에는 포화 지방이 포함되어 있지만, 불포화 지방도 들어 있습니다. 계란은 LDL(나쁜 콜레스테롤)을 낮추고 심장 건강을 향상시키는데 도움이 되는 것으로 나타났기 때문에 몸에 "좋은" 지방으로 간주됩니다. 미국 심장 협회(American Heart Association)는 일반적으로 매일 약 2,000칼로리를 섭취하는 경우 포화 지방을 하루 약 13그램으로 제한할 것을 권장합니다. 식사 때 고기 등을 같이 먹는다고 가정할 때 하루 1개 또는 2개 계란을 먹는 것이 적당할 것으로 생각됩니다. 또한, 계란은 다음과 같은 효능이 있습니다.

- 눈 건강 증진: 카로티노이드 루테인과 제아잔틴이 풍부하여 황반 변성(나이 관련 시력 상실)으로부터 눈을 보호합니다.
- 두뇌 건강 및 개발 지원: 콜린 성분은 자궁에서 인지 발달을 촉진하는 작용을 하며, 기억 상실, 치매로부터 우리를 보호합니다.
- 알레르기: 계란 알레르기는 특히 어린이에게 가장 흔한 알레르기 중 하나입니다. 증상에는 경미한 발진이나 위통이 있을 수 있으며 심한 경우에는 생명을 위협하는 상태인 아나필락시스가 있을 수 있습니다.

과거에는 예방주사를 포함한 일부 백신이 계란으로 만들어졌습니다. 그러나 지금은 계란 성분 없는 백신을 사용하며 안전하기 때문에 미국 질병 통제 및 예방 센터(Centers for Disease Control and Prevention)는 모든 사람들이 독감 백신을 접종할 것을 권장합니다.

이상으로 아침 식단의 기본 구성이 되는 것들에 대해 알아봤습니다.

3.
정력증강법
활용

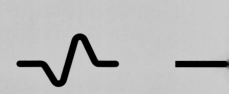

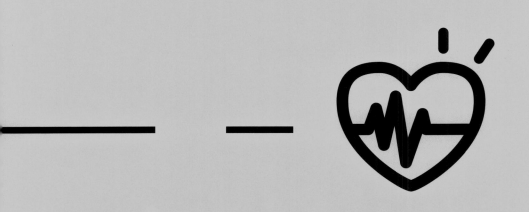

ENERGY
BOOSTING
METHOD

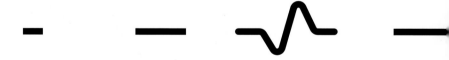

1장 부교감신경 활성화 방법과 2장 양방, 한방 식사관리법을 기본으로 해서 자동차를 완성했습니다.
3장에서는 전진·후진만 가능한 자동차를 12단 기어를 장착한 자동차로 업그레이드 시키는 방법에 대해 알아보겠습니다.

체신경조절법

정력증강을 위해 앞에서 배운 여러 가지 방법은 부교감신경의 기능을 강화해서 우리가 원하는 건강과 정력 증진을 되찾는 방법이었습니다.

3장에서는 앞에서 배운 방법을 이용해 일상생활에서 아주 편리하고 신기하기까지 한 활용법을 말씀드립니다.

앞에서 배운 부교감신경은 말초신경에 속합니다. 말초신경에는 기능이 다른 2가지 신경이 속해 있습니다. 그중 하나가 '체신경'인데, 우리 몸의 감각을 느끼는 감각신경과 운동을 담당하는 운동신경을 담당합니다.

부교감신경의 기능이 강화되면 감각신경과 운동신경도 덩달아 기능이 강화될 수 있습니다. 같은 소속에 속해 있기 때문입니다.

이참에, 신경계에 대해 간략하게 정리하면 다음과 같습니다.

신경계는 외계의 자극 또는 신체 내부의 여러 가지 자극을 뇌와 척수로 유도하고 그 결과 얻어지는 반응을 신체 각 부위(내부 장기, 근육, 피부 등)에 전달하는 거미줄 같은 시스템을 말합니다.

- 중추신경계: 뇌와 척수로 이루어집니다.
- 말초신경계: 온 몸에 분포하는 신경줄기
  - 자율신경계: 우리 의지와 관계없이 자동으로 이루어지는 심장박동, 호흡, 소화 등의 작용을 담당(교감신경, 부교감신경)
  - 체신경계: 우리의 의지대로 움직일 수 있는 골격근이나 피부를 담당(감각신경, 운동신경)

감각신경이 무슨 뜻인가요?

우리가 보고, 듣고, 냄새 맡고, 맛보고, 만져서 알 수 있는 다섯 가지 감각을 담당하는 신경을 감각신경이라고 말합니다. 5가지 감각을 통해 들어온 정보는 뇌로 전달되어 합해진 후, 뇌의 판단 결과에 따라 운동신경을 통해 적절한 대응을 하게 됩니다. 아주 작고 미세한 소리가 어디에선가 들리면 무의식적으로 귀는 소리가 들리는 쪽으로 향하고 정신은 귀쪽으로 초집중을 하게 됩니다. 그 상황에서 눈은 뜨고 있으나 사물을 보고 판단하는 기능은 잠시 중지되는 것을 예로 들 수 있습니다.

'감각신경 조절'이란 한 가지 감각신경을 다양하게 활용할 수 있도록 개발된 감각신경 조절법입니다. 똑같은 환경과 조건일지라도, 감각신경과 운동신경의 반응은 매번 다르게 나타납니다. 이해를 돕기 위해서 한 가지 예를 들겠습니다.

드럼통 정도 되는 엄청 큰 크기의 주전자 하나가 앞에 있습니다. 그 통 속에 다양한 크기와 각기 다른 성질을 가진 재료를 넣고 잘 섞으려고 합니다. 모양도 제각각, 크기도 제각각이어서 하나의 입구를 통해 한꺼번에 재료를 집어넣을 경우, 옆으로 흘리는 것도 있고 너무 커서 안 들어가는 것도 있습니다. 궁리 끝에 주전자 뚜껑에 구멍을 5개 뚫었습니다. 물론 재료들의 특성에 맞게 말입니다. 가루는 가루 전용 구멍으로, 큰 돌멩이는 입구가 큰 전용 구멍으로 재료들을 통 속으로 집어 넣으니 효율성도 좋고 일하기도 편합니다. 어느 구멍으로 어떤 재료가 얼마만큼 들어왔는지 쉽게 파악도 됩니다. 일단 들어온 재료는 큰 주전자 안에서 골고루 섞입니다. 잘 섞인 재료들은 들어왔던 구멍을 통해 밖으로 나가게 됩니다. 주전자 주인이 1번 구멍을 통해 들어온 재료가 전체의 10% 정도에 불과하지만 "조금 더 줘야겠다"라고 생각을 하고 15%를 줄 수도 있습니다. 주인 마음대로이니까요. 또 하나 중요한 사실은 들어올 때 성분은 제각각이었지만 골고루 주전자 안에서 섞인 다음에는 모두 같은 성질로 바뀝니다. 이 의미를 잘 알게 되면, 우리의 뇌가 얼마나 대단한 일을 해낼 수 있는지 놀라실 겁니다. 우리 몸도 뚜껑에 구멍이 5개 뚫린 주전자와 다르지 않습니다. 우리 뇌를 이루는 800억 개가 넘는 신경세포 능력은 여러분들이 신기하게 여기실만한 여러 가지 일들을 합니다. 불가능하다고 생각했던, 너무도 당연히 안 될 것이라고 생각했던 여러 가지 일들을 우리 뇌는 한 치의 착오도 없이 실행하고 있습니다. 이 원리를 이용하면, 이제까지 경험해 보지 못한 일들을 여러분이 경험하실 수 있습니다. 이런 대단한 일들은 '본능' 또는 '반사운동'이라는 이름으로 작동되어 오고 있습니다. 우리는 알고 있기는 하지만, "그거 당연한 거 아닌가?"라고 생각하고 살아왔을 뿐입니다. 먼저,

본능적이거나 반사운동이라 불리며 작동되는 몸의 능력을 보겠습니다. 처음 가 본 건물의 위층에서 아래층까지 계단을 이용해 엄청 빠른 속도로 뛰어 내려가도 발을 잘못 딛거나 넘어지지 않는다는 사실은 앞에서도 말씀드렸습니다. 그러나 빠른 속도로 뛰어 내려가는 도중에, 예상치 못하게 계단 한 개가 높거나 혹은 낮거나 다른 계단과 같지 않을 때는 어김없이 헛디뎌 넘어집니다. 눈을 통해 순간적으로 계단을 쳐다보는 즉시, 뇌에서는 계단의 높이, 계단의 개수 등이 이미 계산되어 있지만 근골격계의 숙련도에 따라 결과는 사람마다 달라집니다. 팔, 다리 근육이 엄청 빠른 속도에 맞춰 움직이려면 근육이 움직이도록 명령을 내려주는 운동신경줄기 끝에서 아세틸콜린이 필요한 만큼 나와 줘야 합니다. 우리는 아세틸콜린 분비를 촉진하는 여러 가지 방법을 정력증진법에서 이미 배웠습니다. 빨리 뛰어 내려가도 넘어지지 않는 능력 이외에도 대단한 것은 또 있습니다. 얼마 전 신문기사에서 보니까, 어떤 여학생이 5층 옥상에서 떨어졌는데 밑에 있던 친구가 손을 뻗어 그 친구를 받았다는 기사를 인터넷에서 읽은 적이 있습니다. 움직이는 물체가 떨어지는 걸 받았다는 것도 신기하고, 최소 50킬로그램의 무게에 가속도가 붙어 빠르게 떨어지는데 손으로 받은 학생은 관절 탈골이나 뼈 골절이 없었다는 것도 놀라웠습니다. 쇳덩어리 50킬로그램짜리가 떨어지면 그걸 손으로 받은 사람은 어떻게 될지 상상이 가지 않습니다. 뼈와 근육의 능력이 우리가 생각했던 것보다 훨씬 대단한 것 같습니다. 정신이 오로지 떨어지는 학생을 받아야겠다는 데 집중되어 있으면, 육체에 영향을 줘서 엄청난 힘이 발휘될 수 있다는 얘기인가요? 여러분도 누구나 한 번쯤 경험해 보셨을 다른 예를 하나 더 들어보겠습니다.

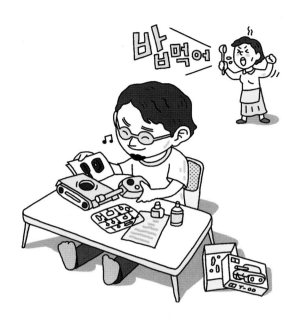

밥 먹어

만화책을 너무 열중해서 읽고 있다가 엄마가 밥 먹으라고 부르는 소리를 듣지 못한 경험이 있으시겠죠? 책을 너무 집중해서 보고 있었기 때문에 안 들린 겁니다. 귀를 막고 있었던 것도 아닌데, 부르는 소리를 못 들었다면 그게 왜 그렇게 되는지 혹시 생각해 보신 적이 있으신가요? 그 이유를 알게 되면 여러분은 "아, 그렇구나. 참 신기하네" 하실 겁니다. 이런 사실은 어떤 근거와 과정을 거쳐 이루어지는지 알아보겠습니다. 그 원인과 과정을 알고, 장점을 연습하고 익숙하게 만들어서 내 것을 만들어 몸과 마음에 유리한 방향으로 사용할 수 있습니다. 스스로 느껴지는 만족감도 있고, 다른 사람은 못하는 것을 나는 할 수 있다는 사실이 신기하기도 하고, 할 때마다 그 재미가 쏠쏠합니다. 이런 최고 성능을 가진 슈퍼 컴퓨터보다 더 완벽하고 어디에서도 사거나 구할 수 없는 내 몸을 어찌 귀하게 여기지 않을 수 있겠습니까? 그동안 내 몸의 가치를 몰랐던 내 몸에게 미안할 따름일 겁니다. 이제부터, 오감을 느끼는 감각신경과 체신경계에 대해 알아보고 감각신경과 근골격계 신경줄기에 숨겨진 능력이 무엇인지, 어떻게 하면 내가 가진 숨겨진 능력을 발휘할 수 있는지, 어느 시기에 유용하게 쓸 수 있는지에 대해 알아보겠습니다.

우리가 느끼는 감각과 근육 움직임의 조절은 현대의학에서 '체신경계'라고 불리는 신경줄기가 맡습니다. 감각신경 훈련 방법은 일상생활에 써먹기 좋은 방법이며 스스로 시도해 볼 수 있는 방법입니다. 몸에 나쁘거나 해롭지 않으니 안심하고 시도해 보셔도 좋습니다.

감각신경을 조절해서 우리 몸이 고통이 예상되는 상황이나 고통을 겪고 있는 상황에서 어떻게 벗어날 수 있는지 그 방법을 알아보겠습니다.

소리는 듣는 것이지만
볼 수도 있습니다.

귀를 통해 소리를 듣는 것으로 누구나 생각하고 계시지만 반드시 그렇지는 않습니다. 소리는 입자이며 파동이기 때문에 볼 수도 있습니다. 단지, 본다는 의미에 대한 개념에는 차이가 있을 수 있습니다. 구체적으로, 소리를 볼 수 있다는 의미가 무엇인지 설명을 드리겠습니다.

눈으로 사물을 볼 때, 우리는 '보다 / 바라보다' 2가지 표현 방식이 있습니다. 마찬가지로, 들을 때 표현 방식도 '듣다 / 들어보다' 2가지입니다. 오감으로 표현되는 단어는 모두 2가지 표현방법이 있습니다. '냄새를 맡다 / 냄새를 맡아보다', '먹는다 / 먹어보다', '만지다 / 만져보다'

두 가지 표현의 의미는 우리 생각보다 더 과학적입니다. 선조들은 이미 그 의미를 알고 계셨던 것으로 생각되며 사용과정에서 차이점은 없어지고 같은 의미가 되었습니다.

　감각신경을 통해 들어온 오감의 정보는 척추신경을 타고 뇌에 전달되며 정보의 통합 분석에 따라 말초에 있는 근골격계 근육을 통해 반응이 나타나게 됩니다. 오감을 통해 들어오는 정보는 감각신경을 통해 최종 도착지인 뇌로 전달합니다. 뇌에서는 들어온 정보를 통합하고 분석해서 '체신경계'라고 불리는 말초신경을 통해 명령을 하달합니다. 바라보고 들어보고 맛을 보고 만져보고 해서 얻어진 결과를 통합 분석하는 뇌는 입력된 정보 그대로를 결과에 반영하는 것이 아니며 효율적인 결과를 얻기 위해서 뇌의 판단에 따라, 분배할 때는 필요에 따라 비율을 달리 조정합니다. '오감을 통해 입력된 정보 비율과 뇌에서 통합 분석 후 말초신경을 통해 내보내는 분배의 비율이 같지 않다'는 사실은 여러분들이 깜짝 놀랄만한 재미있는 결과를 만들어냅니다.

　'소리는 듣는 것'이란 사실은 누구나 알고 있습니다. 그러나 소리를 카메라로 찍어서 볼 수도 있습니다. 물론 소리를 듣는 것이 '주기능'이고, 볼 수 있다는 것은 '부기능'입니다.

　절에 가시면 관세음보살 상을 볼 수 있습니다. 어릴 때, 염불 소리, "나무아미타불 관세음보살" 하시는 스님들을 뵙던 기억이 납니다. 관세음보살을 한자에서 한글로 풀이하면, "세상의 모든 소리를 볼 수 있는 보살"이라는 뜻입니다. 세상의 소리를 눈으로 볼 수 있음은 깨달음의 경지에 이르렀다는 의미를 내포하고 있습니다. 불가에서 관세음보살은 자비로 중생을 구제하고 이끄는 보살로서, 중생의 모든 것을 듣고, 보며 보살피는 의미로 1,000개의 손과 1,000개의 눈을 가져서 하나도 빠짐없이 중생의 모든 것을 보고 어루만질 수 있음을 형상화한 보살입니다.

　우리가 살고 있는 현대사회에서는 우리 주변에 소리를 볼 수 있는 증거가 너무도 많습니다. 병원에 가면, 임산부 뱃속 태아의 모습을 볼 수 있는 초음파 검사를 하고 사진을 찍어서 태아의 생생한 모습을 보여줍니다. 내과에 가면 갑상선 또는 오장을 초음파로 찍어서 보여줍니다. 초음파는 파장이 아주 짧은 소리입니다. 사람 귀에는 안 들리는 소리를 뱃속에 대고 쏘면 배를 통과해서 속에 있는 장기에 부딪혀 되돌아오는 소리파를 사진으로 찍는 것이 초음파입니다. 소리를 사진으로 보는 것입니다. 즉 소리는 당연히 들을 수 있지만, 볼 수도 있습니다.

소리를 역이용하는 이명치료법

소리는 뇌를 통해서 볼 수 있는 파동이며 이동이 가능함을 근거로, 이명치료에 유용하게 쓸 수 있습니다. 이명이 어떤 원인으로 생기는지는 의학적으로도 명확히 모릅니다. 치료법도 특별히 없습니다. 이명 증상이 일상생활에 불편을 끼쳐서 문제가 될 때는 이명보다 큰 소리를 이용해, 환자가 이명 소리를 인식하지 못하도록 증상을 없애주는 치료법 외에는 뿌리를 뽑는 치료법은 아직 없습니다. 작은 삐~소리부터 시끄럽게 매미 우는 소리, 기차 지나가는 소리, 파도소리 등 큰 소리까지 다양한 소리가 있습니다.

저는 피곤하거나 몸이 안 좋을 때, 높은 톤의 삐~소리가 울리는 이명 증상이 있습니다. 제가 개발한 이명치료법으로 이명 증상을 신속하게 없앨 수 있기 때문에 스트레스를 받지는 않습니다. 이명으로 고생하시는 분들이 치료 방법을 배우셔서 스스로 이명 증상을 없애고 괴로움에서 해방되시면 좋겠습니다.

이명치료법의 개념은 감각신경 조절법을 기본으로 하고 있습니다.

이명 소리를 끈끈이 테이프에 붙여 내 몸 밖으로 내보내는 관념 치료법입니다. 이명증에서 나는 소리는 우리가 귀를 통해 듣는, 외부에서 들리는 소리와는 차이가 있습니다. 내부에서 발생하는 소리이며 나에게만 들리는 게 특징입니다. 일반적인 '소리'라고 하면 나 이외에 모든 사람이 같이 들려야 소리라고 할 수 있습니다. 다시 말해, 이명증의 소리는 우리가 알고 있는 소리와 차이가 있습니다. 이명증의 소리는 나한테만 들리는 소리이며 아무리 큰 소리라고 해도 옆 사람은 듣지 못하는 관념상의 소리일 수 있습니다.

이명제거법의 치료 근거는 아래와 같습니다. 오감신경 중 소리를 담당하는 청신경은 귀 밖에서 들리는 소리가 귀로 들어와서 고막을 통해 청신경에 전달되면 비로소 뇌에서는 소리로 인식하고 반응을 합니다. 또 다른 인식 방법은 소리가 두개골을 울리면 골 전도를 통해 청신경이 인식하고 뇌에서 반응하는 것입니다.

이명증의 치료 개념은 소리로 인식하지 않고 단순한 파동으로 인식해서 파도물결을 밀어내듯 머리에서 발끝으로 밀어내는 방식으로 치료를 하는 겁니다. 이명 제거 방법을 쓰면 효과는 매우 빠르게 나타나며 1~2분 내에 이명이 없어집니다. 작은 삐~소리부터 시끄럽게 매미 우는 소리, 기차 지나가는 소리, 파도소리 등 큰 소리까지 다양한 소리를 없애는 완치 방법은 아직 없습니다. 심한 경우, 시끄러워서 잠을 못 이루는 경우도 있습니다. 귀에 문제가 있는 경우에 발생 빈도가 높고 원인 없이 증상이 나타나는 경우도 많습니다. 이명증이 생기면 바로 삐~소리를 끈끈이에 붙여서 귀에서부터 발까지 잡아 내린 후 밖으로 내보냅니다. 풍선불기법을 이용하거나 삼선방송공을 통해 내보내면 됩니다. 하체쯤 내리면 이미 이명은 모기소리만하게 줄어들지만, 발까지 내린 후 엄지발가락이나 발바닥을 통해 밖으로 내보내야 완전히 이명이 사라집니다. 소리를 없애는데 걸리는 시간은 불과 1분 이내입니다. 이명 환자

입장에서 볼 때 특별한 치료법은 없고 수술을 할 일도 아니지만, 고통을 받고 있다고 생각해 보십시오. 돈 안 드는 해결책이 있다면 새로운 시도를 해보는 것도 좋은 방법이라고 생각합니다. 이런 일을 체험하거나 옆에서 지켜본 후 결과에 대해, 너무 의아해 할 필요는 없습니다. 내가 원래 가지고 있던 기능을 되찾았을 뿐 변한 것은 아무것도 없다고 생각하시면 됩니다. 사람의 능력은 내가 알고 있는 것보다 훨씬 다양한데, 너무 오래 사용하지 않아서 잊고 있었던 겁니다. 원래 가지고 있던 기능이 오랫동안 사용을 안 하다 보니 자물쇠를 채운 창고에 들어가 있었던 겁니다. 잠겨 있는 자물쇠를 풀고 작용 제한 기능을 해제시키면 그동안 잊고 있었던 여러 가지 기능들이 되살아납니다. 즉 감각세포가 원래 갖고 있는 보조 기능이나 삭제 기능, 분리 또는 통합 기능, 감각 호환 기능 등을 원래 있던 그대로 다시 이용할 수 있습니다.

급성 복통 치료법

급성 복통은 위 또는 장운동이 갑자기 불규칙하게 증가되어 통증이 생깁니다. 급성 복통 치료법은 우리가 그동안 배운 부교감신경 활성화 방법을 역이용하는 테크닉입니다. 즉 '자물쇠를 잠글 줄 알면 열 줄도 안다'라는 표현이 어울릴지 모르겠지만, 그런 논리로 생각하시면 간단합니다. 이전까지는 부교감신경에 집중해서 담당 기관이 활성화되도록 하는 방법이었다면, 이 방법은 다른 곳으로 집중을 흩어지게 해서 뇌가 부교감신경에만 집중하는 것을 막는 방법입니다. 이 방법은 여러 상황에서 응용할 수 있으며, 자주 사용할 기회가 있기 때문에 알아두시면 편리합니다. 치료 방법을 일명 '톡톡톡 치료법'으로 부르겠습니다. 직접 경험한 것을 예로 들어 설명을 드립니다. 4년 전, 같이 살고 있는 당시 30세 아들이 한밤중에 심한 복통으로 어찌할 바를 모르고 고생을 하고 있었습니다. 너무 통증이 심해서 얼굴이 창백해지고, 먹는 약으로는 가라앉을 것 같지 않아서 응급실에 갈까 생각도 해봤지만 더 급한 응급환자의 순서에 밀려서 시간이 지연되고 검사와 치료 과정이 복잡할거라는 생각에 일단 집에서 해결해 보기로 했습니다. 장이 뒤틀려 생긴 통증으로 판단하고 핫팩을 대주고 배를 문질러 주는 등 우리가 흔히 배 아플 때 하는 집에서의 조치를 해봤으나 전혀 효과가 없었습니다. 이때 제가 고안해 낸 '톡톡톡 치료법'을 시행해 보았습니다. 효과는 완벽했습니다. 통증은 이내 가라앉았고 복통으로 너무 시달렸기 때문인지 통증이 가라앉자 바로 잠이 들었습니다. 아침에 일어나서 물어보니까, 통증이 가라앉은 후 재발없이 다 나았다고 하더군요.

장 경련성 통증을 가라앉히는 방법, '톡톡톡 치료법'은 다음과 같습니다. 양쪽 두 번째 손가락 끝으로 배의 한 곳을 '톡톡톡톡' 계속 노크하듯 두드리는 겁니다.

잘못된 음식을 먹으면 장운동을 조절하는 부교감신경의 정상적인 균형이 깨지면서 장운동이 불규칙하고, 격렬한 장운동을 일으키게 됩니다. 그때 '톡톡톡톡' 두드리는 자극은 그야말로 옆에서 깐죽대지만 그렇다고 전혀 모르는 척 할 수 없는 정도의 역할을 합니다. 통증이 생긴 복부에, 모든 역량을 동원해서 집중하려는 뇌와 말초신경의 의도를 분산시키는 역할을 하게 됩니다. 한 곳에 집중하려는 신경줄기의 힘을 두 군데로 분산시키는 방법입니다. '톡톡톡톡...' 계속 배를 두드리면 비록 약한 자극이지만 뇌에서는 작은 자극에 대한 반응을 하게 됩니다. 뇌의 입장에서는 현재 급히 문제가 되고 있는 한 곳, 장에만 집중하고 싶은

데, 옆에서 톡톡톡 약한 자극을 계속 주니까 신경이 분산될 수밖에 없습니다. 소화기 운동을 담당하는 부교감신경이 장의 원래 상태 즉 규칙적이고 안정적인 장운동 상태를 위해 최대한 노력하면서 교감신경과 의논해 가면서 보조를 맞추고, 뇌의 명령에 따라 일사불란하게 움직여야 되는 상황에, 톡톡톡 치는 느낌이 오면, "누군가 내 피부를 계속 두드리면서 자극을 주고 있는데, 그 자극이 멈추지 않고 계속 됩니다."라고 감각신경이 보고를 하게 되고 뇌는 약한 자극이라도 놓치지 않는 습성이 있으므로 집중력이 분산된 상태에서 일을 처리하게 됩니다. 자율신경에 의해 야기된 복통은 타이어에 실바람 새듯 뇌의 집중도가 분산되어 그 결과로 인해 복통이 서서히 가라앉습니다. 시간은 30분 정도 소요되며 통증의 고점이 서서히 낮아지면서 환자가 안정되어 가다가 스르르 잠이 듭니다.

배 아플 때의 '톡톡톡 치료법'은 몸에 반응하는 뇌의 주 기능을 여러 곳으로 분산시켜서 해당 신경줄기의 과회전을 방지하고, 정상으로 빨리 되돌리는 방법입니다.

마취 없이 치과
치료받은 이야기

제가 병원을 개원한 지 5년쯤 지난 시기에, 치통으로 치과에 가게 되었습니다. 치과 원장님이 치아 상태를 확인하시더니, 치료하기 전에 먼저 신경치료를 위해 잇몸 부분 마취 주사를 놓겠다고 하셨습니다. 그때가 점심시간이었는데, 부분 마취를 하게 되면 마취가 채 풀리지를 않아서, 점심시간 이후 제가 환자를 진료할 때 발음도 새고 입술이 부어 있는 상태라 진료에 불편한 상황이 되지 않을까 내심 걱정이 되었습니다.

치과 원장님께 마취를 안 한 상태에서 치료를 하면 좋겠다고 말씀드렸더니 정색하며 하시는 말씀이, "치아와 관련된 통증은 다른 통증과 달리 참기가 힘듭니다."

주위에서 치통으로 고생한 얘기를 들어본지라 이해가 되었습니다. 그래도 포기하지 않고 한 말씀 드렸습니다. "원장님, 정 그러시면 마취 주사는 옆에 준비만 해놓으시고 제가 통증을 참지 못하면 그때 주사하면 안 될까요?"라고 말씀드렸습니다. 저와 아는 원장님이라 거절을 못 하시고 제 말대로 치료를 시작했습니다. 치과 의자가 뒤로 눕혀지고 라이트가 켜지자, 저는 바로 풍선불기법을 시작했습니다.

천천히 숨을 들이쉬면서 풍선에 바람이 들어가는 상황을 따라가며 생각을 집중하고, 숨의 80% 정도 들이쉬고 나면 1초간 멈추는 듯한 느낌 후, 풍선에 바람이 빠지는 상황을 쫓아가며 천천히 내쉬고… 순간적으로, 돌아가는 치과 기계음이 의식되면 바로 호흡을 가다듬어 호흡에 집중하며 정신은 호흡을 쫓아가되 느긋하고 넓게…를 반복했습니다. 그렇게 여러 번을 반복하니 어느덧 치료가 끝났습니다. 마취 주사를 맞지 않고 아픈 치과 치료를 끝낸 것입니다. 저는 치료 도중 통증은 전혀 느끼지 못했으며 몸에 힘을 주거나 긴장을 하지도 않았습니다.

치과 원장님께서 "너무 신기하고, 이해가 되지 않는다. 방법이 뭔지 알려달라"고 하셨습니다. 저는 웃으면서 "그냥, 다음에 기회가 되면 알려드릴게요." 하고 치료를 마쳤습니다. 이후 기회가 되지 않아서 치과 원장님께는 통증 없애는 방법에 대해 말씀드리지 못했습니다. 그때 치료받은 부위는 지금까지 아무 문제없이 잘 사용하고 있습니다. 깔끔하게 마무리가 잘 되었습니다. 이런 일은 방법을 알면 누구나 할 수 있는 것입니다. 그 방법에 대해 설명을 드리겠습니다. 위에서 잠깐 말씀드렸듯이, 우리 몸에서 느끼는 감각과 그에 관련된 근육의 움직임은 체신경계 시스템이 맡아서 합니다. 체신경 시스템이란 보고 듣고 맛보고 냄새 맡고 피부에서 느끼는 감촉 등 오감반응에 반응하여 내 의지대로 움직일 수 있는 근육을 담당하는 시스템입니다. 앞에서 말씀드린 자율신경도 말초신경줄기에서 그 업무를 담당하며, 지금 말씀드리는 체신경 시스템도 말초신경줄기가 맡아서 관리를 합니다. 말초신경줄기는 각기 성질이 다른 2가지의 신경섬유(자율신경, 체신경)를 갖고 있으며 역할이 다른 두 가지 업무를 담당합니다. 이런 지식을 바탕으로, 치과 치료 때 통증을 못 느낀 것이 어떻게 가능한지 알아보겠습니다. 통증을 일으키는 여러 가지 자극에 의해 우리 몸은 완벽하게 반응을 합니다. 예를 들어, 바닥에 있는 압정에 찔렸을 때 0.1초도 안 되는 시간에 뇌가 반응해서 바로 비명이 나오고 발바닥을 위로 올려 깡총발을 뛰게 됩니다. 통증에 반사적으로 반응하는 신경줄기는 1초에 100미터 이상의 거리를 갈 수 있는 속도를 가지고 있습니다. 우리 몸은 완벽한 시스템으로 구성되어 있기 때문에 문제가 생기면 바로 정보가 척추를 통해 뇌에 전달되는 경비 시스템이 너무 잘 되어 있어서 어느 한구석 작디작은 이상이라도 놓치지 않습니다. 뇌는 아주 작은 자극이라도 반응을 하며, 끝까지 문제를 해결해서 몸이 정상화될 때까지 책임을 완수하는 특성이 있습니다. 이런 특성을 이용해서 감각신경 기능을 분산시키거나 한 곳으로 집중시켜 우리가 원하는 방향으로 감각신경의 기능에 변화를 줄 수 있습니다. 풍선불기법이 익숙하지 않으신 분들은 아래 방법을 쓰면 좀 더 쉽습니다.

모기를 이용한
집중분산법

모기가 날개짓하며 내는 웽웽 소리를 들어보신 적 있으시죠? 특히 잠자리에 들려고 불을 끄고 누워 있으면 더욱 잘 들리는, 작지만 정신이 번쩍드는 소리입니다. 귀에 의존해 정신을 초집중해야 하는 상태에서 모기 한 마리가 웽웽 소리를 내며 내 얼굴 주위를 날아다닌다고 상상해 보십시오. 뇌는 날아다니는 모기를 무시해버리지 못하고 계속 모기의 위치가 어디쯤인지 향방을 주시하며 관찰합니다. 사실, 모기가 문다고 하더라도 생명에 지장이 있는 것도 아닌데도 불구하고 모기 소리가 내 얼굴 바로 옆에서 날 때, 과감하게 무시하고 자는 사람을 아직 못 봤습니다. 일어나서 불 켜고 신문지 둘둘 말아 잡거나 맨 손바닥으로 해결한 후 편하게 잠들기를 대부분의 사람들은 원합니다. 언제 모기를 잡을지 모기가 언제쯤 내 사정거리에 들어올지 눈동자는 계속 모기를 의식합니다. 손도 순간적으로 뻗을 것을 대비해 만반의 준비를 합니다. 그런데도 본래의 목적인 모기 잡기는 세 번 중 두 번은 실패하고 맙니다. 모기를 잡기 위해 집중하는 상황과 치과 치료의 상황은 어떤 관련이 있을까요? 치과 치료용 의자에 누워 밝게 켜진 불빛을 의식하며 초집중 상황으로 몸은 긴장해서 주먹을 쥐거나 힘을 줍니다. 이때 모기 한 마리가 내 얼굴에 앉았다고 생각해 보십시오. 그 모기가 얼굴에서 목을 지나 몸쪽으로 기어 내려가고 있다고 생각해 보십시오. 완벽한 몸의 경비 시스템에서는 치과 치료를 받고 있는 상태와 모기가 내 몸에 앉아 있는 상태 이 2가지를 놓치지 않습니다. 그러면 자연적으로 뇌의 집중상태는 둘로 나뉘고 집중의 포커스는 살짝 흐트러집니다.

치과 기계음의 윙 소리가 들리면 내 의식상태는 초집중 상태로 들어가다가 얼굴에 앉은 모기를 생각하면 집중의 초점 대상이 순간적으로 바뀝니다. 작은 모기 한 마리로 인해, 치과 치료에 대한 통증이라는 절체절명의 위기상황이 흐트러집니다.

분산된 집중력을 그대로 유지시키는 것이 핵심방법입니다. 치과 치료를 할 때 기계 소음과 이를 갈아낼 때 예상되는 공포는 내가 관여하지 않아도 몸에서 자동반사적으로 초집중할 것이니, 나는 그저 내 몸에 앉아서 밑으로 서서히 움직이는 모기가 언제 물 것인지, 그 움직임만 놓치지 않으면 됩니다.

이 방법이 바로, 주전자 뚜껑에 난 구멍을 통해 들어간 재료(통증)를 주인이 휘휘 저어 섞은 다음 두 군데로 나누어 적당하게 나누어주는 것과 같은 이치입니다.

맛은 혀만
느끼는 것일까?

'중국음식은 맛으로 먹고, 일본음식은 눈으로 먹는다'는 말이 있습니다. 눈을 가리고 먹는 음식의 맛과 눈을 뜨고 먹는 음식의 맛은 천지 차이입니다.

오래전, 텔레비전 프로에서 봤던 내용입니다. 양파를 냉장고에 넣어 놨다가 눈을 가린 시식자에게 시원한 양파를 먹게 하고 무슨 맛인가라고 질문했더니 시원한 사과 맛이라고 대답했습니다. 가린 눈을 뜨게 하고 양파를 보여주었더니 본인 자신도 믿기지 않는다는 표정을 지었습니다.

'눈이 맛을 본다'고 하면 그게 무슨 소리인가? 하실 겁니다. 눈을 가리고 맛을 본 다음, 가렸던 눈을 뜨게 하고 음식 맛을 보고나면 '눈이 맛을 본다'는 의미를 아실 겁니다. 왜 그럴까요?

음식을 먹기 전에 오감이 동원되어 눈으로 음식을 보고, 귀로 음식의 조리과정에서 들리는 소리를 듣고, 코로 냄새를 맡고, 재료를 만져보는 과정은 큰 통 뚜껑에 뚫린 5개의 구멍을 통해서 정보가 들어가는 것과 같습니다. 들어간 정보는 뇌에서 통합 분석되면서, 혀의 움직임에 큰 힘을 실어주기 위해 눈과 귀와 코를 통해 입력된 지분율을 한쪽 즉 맛을 느끼는 혀에 몰아줍니다. 그런데, 눈을 가리고 귀를 막고 코를 막은 후 음식 맛을 보면 입력 당시의 정보가 차단되어 오감이 동원되어 느꼈던 풍미를 느끼지 못하게 됩니다. 이 역시 말초신경이 갖고 있는 분배·분리 기능을 설명할 수 있는 하나의 재료가 됩니다.

여러 가지 예를 들어보았습니다. 감각신경과 체신경이 속해 있는 말초신경이 가지고 있는 원래의 기능을 알고 잘 이용을 하면 우리 몸이 얼마나 놀라운 능력을 가지고 있고, 얼마나 귀한 존재인가를 실감하실 겁니다. 이런 사실을 알고 나면, 어디 가서 억만금을 주고도 살 수 없는 내 몸을 어찌 귀하게 여기고 사랑하지 않을 수 있겠습니까. 내 몸은 너무너무 귀한 존재이기 때문에 누가 뭐라고 하지 않아도 내 스스로 나를 귀중하게 여기게 됩니다.

체온조절법

티벳 불교는 역사와 전통을 자랑하는 세계에서 그 위치가 확고한 종교입니다. 최고 지도자 달라이 라마를 모르는 사람이 거의 없을 정도로 유명합니다. 티벳의 여러 가지 독특한 고유 전통들이 티벳 불교를 바탕으로 이루어져 있는데, 티벳 승려들 사이에는 특별한 방식에 따른 수련법이 밀교 형식으로 전해지기도 합니다. 승려들이 여러 명 모여, 즉시 문답형식으로 학문의 깊이를 확인하고도 하지요. 우리가 어릴 때 동네에서 술래잡기하듯 승려들도 한가한 시간에는 여가 활동 놀이를 하기도 합니다.

다큐멘터리 TV 프로그램에서 본 적이 있는 얘기를 말씀드리려고 합니다. 웃통을 벗고 젖은 담요를 등에 둘러메고 누가 더 빨리 젖은 담요를 말릴 수 있는지 경쟁하는 장면을 보았습니다. 그 순간, 저는 화면에서 나온 승려들이 무엇을 하려는 것인지 바로 알았습니다. 바로, "오감조절법 즉 감각신경 조절법"을 연습하려는 것이구나 하고 느꼈습니다. 젖은 담요를 몸의 체온을 이용해서 정상인들보다 빨리 말리는 모습을 보고 미국 텔레비전에서 티벳 승려를 초청해서 직접 실험을 한 적이 있습니다. 아래 사진은 감각신경 조절법 중 부교감신경이 담당하는 체온을 일정 정도 올리는 방법입니다. 의학적으로 체온을 조절한다는 것은 불가능한 일입니다.

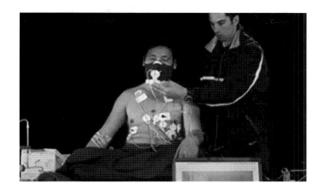

1982년 하버드대학에서 티벳 사람이 마음 조절 방법으로 체온을 올릴 수 있음을 확인하는 논문을 발표하였습니다. 이런 불가사의한 과정의 일이 어떻게 일어날 수 있는지, 어떤 이유로 체온을 올리는 게 가능한 지 상식적으로 이해가 안 되시겠지만, 제 경우와 같이 사우나에서 소름 돋는 방법을 이해하시면 가능할 수 있겠구나 하고 생각하실 겁니다. 티벳 밀교의 마음 수련법으로 체온 올리기 또는 제 방식대로 90도 넘는 사우나 찜질방 안에서 피부에 소름 돋게 하기는 둘 다 감각신경을 조절하는 방법을 통해 가능한 일이며, 누구나 갖고 있는 능력입니다. 그러나 이런 일들이 가능하려면 그냥 듣거나 옆에서 보고 따라 한다고 되는 것은 아니고 몸과 마음의 수련이 필요하지만, 누구나 할 수 있는 일입니다. 이 부분은 다소 조심스러운 부분이고 조심해야 될 부분입니다만, 다른 사람이 못하는 것을 내가 한다고 해서 누군가 나에게 특별한 능력을 준 것이 아닙니다. 내가 스스로 가지고 있는, 누구나 할 수 있는 능력일 뿐입니다. 특별한 능력 즉 남이 못하는 무언가를 한다고 해서, 거기에 의미를 부여하면 안 됩니다. 누군가 나에게, 무엇인가를 보여주거나 들려주면서 접근한다면 크게 잘못된 것입니다.

체온조절법의 기본개념은 추운 겨울 날씨에 문을 활짝 열고, "어~시원~하다~!" 하는 것과 "아이고, 추워죽겠네" 하는 것과 비교하면 그 의미를 바로 느끼실 수 있을 겁니다.

말초신경이
우리 몸을 변화시키는 기전

자율신경계는 앞에서 배우셨지만, 한 가정의 아버지, 어머니 역할을 맡는 교감과 부교감신경이 있고 이들은 주변의 도움 없이 독립적으로 움직여 가정을 위해 활동하며, 체신경은 감각신경 정보를 파악한 후, 그에 따른 근육 움직임을 조절하는 신경줄기입니다. 근육 움직임이 나타나려면 신경줄기 끝에서 아세틸콜린(신경전달물질)이 나와서 근육을 움직일 수 있도록 해주어야 합니다. 아세틸콜린은 우리가 이미 배운 대로, 부교감신경줄기 끝에서 나와서 몸 속에 있는 오장육부를 조절해 주는 기능을 가지고 있었던 거 기억하실 겁니다. 아세틸콜린은 몸 속 오장육부 운동 조절뿐 아니라, 몸 밖의 근육 움직임에 중심적인 역할을 합니다. 아세틸콜린이 잘 분비되어야 근육도 발달하게 됩니다. 하루 만보 걷기 운동이나 조깅, 주말 등산이나 헬스 또는 각종 구기 종목을 통해 건강이 좋아지게 되는 것은 운동을 통해 아세틸콜린이 잘 분비되기 때문입니다. 아세틸콜린의 충분한 분비는 뇌를 건강하게 해주고 치매를 예방합니다.

현대의학과 한의학,
명상과 기공 그리고
최면의 역학관계

이 책을 마무리하는 시점에서, 정신과 육체는 서로 어떻게 반응하고 어느 정도까지 영향을 줄 수 있는지, 현대 의학과 한의학, 명상과 기공 그리고 최면은 서로 어떤 관계에 있는지에 대해 간략하게 말씀드립니다.

거의 30년 전 제가 중국을 드나들며 기공을 배울 때 들었던 6글자에 관한 얘기를 하고자 합니다. '意到 力到 血到 – 생각이 가는 곳에 힘이 가고, 힘이 가는 곳에 피가 간다'는 뜻입니다. 이 짧은 글 속에는 우리가 무협지나 영화에서 봤던 다소 황당한 줄거리들의 기본이 되는 의미가 들어 있고, 반면에 여러 가지 재미있고 과학적이면서 의학적인 뜻도 들어 있습니다.

몸에서 느낀 정보가 감각신경에 의해 뇌로 전달되면, 그쪽으로 혈액이 가고 혈액 내 산소와 영양분이 공급되면서 주위 근육이 더 많은 에너지를 이용할 수 있습니다. 이 상황은 '순환성 원'을 만들어 누가 먼저랄 것도 없이 돌게 됩니다.

1장 앞부분에서, 성의 중간 설명과정은 생략된 채 시작과 마지막 부분만 남아 있는 경우가 있다고 말씀드렸습니다. 생략된 부분도 의학적인 설명, 과학적인 접근법으로 중간과정을 복원시키면 성에 대한 접근법이 몸의 건강을 위해서 얼마나 중요한 것인지 알려주는 계기가 됩니다. 그런 예를 들어보겠습니다. 제가 1990년대 초, 기공을 배우러 중국을 여러 번 드나들던 시기에 중국 상해에서 만났던 여러 무림 대가들에 관한 얘기입니다. 요가와 중국 무술을 하시던 89세 할아버지에 대한 얘기를 먼저 말씀드리겠습니다. 제가 그 분을 찾아뵈었을 때만 해도 중국은 개혁개방 초기 시절이라 중국의 전통적인 구조가 많이 보존되어 있을 시기입니다. 연세가 높은 분이라 단 것을 좋아할 것이라며 간식으로 조그만 선물을 들고 찾아뵈니, 부부가 반갑게 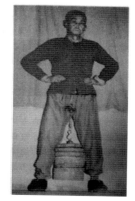 맞아주셨습니다. 당시 연세가 높아 제가 보고 싶어 하는 실연을 보지 못했지만 사진을 보여주시며 설명으로 대신하셨습니다. 할아버지가 들어 올린 사진에 보이는 무게는 74kg입니다. 불과 4, 5년 전까지는 직접 수련을 하셨다고 설명을 하셨습니다. 할아버지의 수련법은 인도에서 시작된 요가의 일종으로, 중국으로 들어와 전문가들에 의해 전파되었다고 설명하시면서 할아버지의 법통에 대해서도 말씀해 주셨습니다. 이후 간간이 이런 방식의 수련법에 대한 방법 등에 대해 얘기를 들었습니다. 중국 스님으로 보이는 분이 수레를 끄는 것도 동영상으로 보았고, 사람을 들어 올리는 것도 사진으로 보았습니다. 그러면서 차츰 의문점이 생기게 되었습니다. 무슨 이유에서 저렇게 무리한 방법을 수련하는 것일까? 한두 해 수련해서 되는 것도 아니고 굉장히 긴 세월을 각고의 노력으로 수련해야만 가능할텐데 그럴만한 가치가 있는 것일까? 의학적으로 설명할 수 있다면 설득력이 있겠지만, 그렇지 않다면 무모한 시도일 수 있고 자칫 위험할 수 있다고 생각했으나, 분명히 그럴만한 이유가 있어서 상당한 시간과 노력이 필요한 일을 하였을 것이란 생각을 하게 되었습니다. 지금 생각컨대, 비뇨기에 분포하는 부교감신경을 이용한 오장육부의 기능 및 정신력 강화가 목적이 아니였을까 하는 생각을 해 봅니다. 이 이야기는 아래 부분에서 조금 더 설명드리겠습니다. 중국에서 돌아와 오랫동안 잊고 지내던 차에, 지인분께서 연락을 주셨습니다. '이러저러한 수련을 하고 있는데 25kg에서 한계에 부딪혀 더 이상 무게를 올릴 수 없다. 어떻게 하면 되겠는가' 하고 물어보셨습니다. 제가 그 방법을 시행해 보지는 않았지만, 그동안의 기공 수련 경험을 바탕으로, 호흡법을 말씀드렸더니 다행히 맞아떨어져서 계속 무게를 올릴 수 있게 되었습니다. 물론 의학적으로 부작용 위험을 없애기 위한 주의점도 말씀드렸습니다. 이후 62kg 무게까지 들어 올리셨습니다. 그 분은 인천에 거주하시는 손순성 원장님으로, 현재 80세 연세이시며 지금도 왕성한 연구 활동과 운동을 하고 계십니다. 저와 25년 전 기공을 인연으로 만나 지금도 매일 전화 통화를 하며 대화를 나누는 분입니다.

이제 다시 본론으로 돌아가겠습니다.

이런 수련을 왜 하는 것인지, 무엇을 근거로 어디를 좋아지게 하려고 힘든 수련과정을 참아내는 것인지 제가 아는 여러 가지 지식 즉 의학, 기공, 명상, 최면 등의 방법을 동원해 고민해 봤더니 이 수련법에서 없어진 '중간 과정'을 알게 되었습니다. 이 수련법은 여러 가지 의미를 갖습니다. 온몸의 감각신경과 운동신경 즉 체신경 기능이 수련과정에서 모두 동원되어야 합니다. 앞부분에서 말씀드린 '생각이 가는 곳에 힘이 가고, 힘이 가는 곳에 피가 간다'로 설명드리겠습니다. 모든 생각을 한 곳에 집중하지 않으면 절대 불가능합니다. 집중된 생각으로 힘을 모아야 무거운 것을 들어 올릴 수 있습니다. 힘이 생기려면 주변 근육과 혈관의 기능이 왕성해져야 합니다. 혈액 내 산소와 영양분이 충분히 공급되어야 하며, 혈액 차단 시간이 오래 지속되면 안 됩니다. 그러면, 이런 힘든 수련을 하는 목적이 무엇일까요? 이 방법을 만든 요기(yogi 요가 수행자)는 비뇨기계통에 혈액 순환을 증가시킬 목적으로 이 방법을 개발한 것으로 보입니다. 비뇨기계통에 산소와 영양분을 많이 공급해서 담당 신경줄기 기능을 좋게 하고, 그 신경줄기가 몸 속 장기와 뇌 그리고 감각신경과 운동신경까지 좋아지게 한다는 것을 이미 알고 있었던 것입니다. 그러나 의학적으로 볼 때 과정이 너무 위험하고 수련 과정이 오래 걸리며, 여건상 생업에 영향을 줄 수도 있고, 더 쉽고 안전한 방법이 있기에 위험을 안고 수련하기에는 여러 가지 생각해 볼 문제가 있다고 생각합니다.

당시 중국에서 만나 뵈었던 무림 대가 한 분을 더 소개합니다. 그 분을 만나기 위해 아침 일찍 상해 홍구공원을 갔습니다. 그 분은 아침마다 많은 사람들을 모아 놓고 자기 파의 깃발을 내걸고 가르치고 계셨습니다. 당시에는 아침마다 많은 사람들이 모여서 각자 좋아하는 여러 가지 건강법을 공원에서 연습하는 모습이 많이 있었습니다. 아침 수업이 끝나고 그 분과 인사를 나눴습니다. 성함은 진소련 선생이시고 '팔괘장'의 장인이며 홍콩에서는 이 분의 얘기를 영화로 제작했다고 합니다. 과거 중국 정부의 군관학교 무술책임자를 역임하신 최고 무술 고수입니다. 제 부탁으로, 본인의 무술 시연을 보여주시는데, 양 주먹을 앞으로 반쯤 내밀고 원을 그리며 돌리는데 마치 선풍기 날개가 돌아간다는 착각이 들 정도로 주먹의 움직임이 빨라서 주먹은 보이지 않고 손이 돌아가는 것만 보였습니다. 그 분의 당시 연세도 79세였는데, 노인의 움직임이라고는 도저히 상상이 안 갈 정도로 빠르고 부드러웠습니다. 근육과 뼈의 움직임에 비례하는 힘은 본능적 제어 시스템에 의해 조절됩니다. 마음의 힘으로 이 제어장치를 풀어줘야 정해진 것 이상의 능력을 발휘할 수 있습니다.

이 책에서 여러 가지 예를 들어 설명한 이유는 다음과 같습니다. 정신과 육체는 자전거 앞, 뒷바퀴와 같아서 따로 떼어 놓고 생각할 수 없습니다. 페달을 밟으면 체인을 통해 힘이 전달되고 바퀴가 움직입니다.

페달은 사람의 오욕칠정에 따라 움직이며, 체인은 이 책에서 설명한 신경줄기입니다.

사람은 완벽한 존재이고, 스스로의 노력에 따라 끝없이 발전 가능한 존재입니다. 이 책을 읽는 모든 분들이 정신적·육체적으로 편안하고 순조로운 삶이 되시길 바랍니다.

귀가 잘 안 들리는 분을 위한 회복법

이 방법은 물을 이용하는 것으로, 혈액 순환을 좋게 해서 귀가 조금 어두운 분들에게 도움이 되는 회복법입니다. 우리가 알고 있는 핫팩이나 얼음찜질, 아쿠아 운동, 사우나 찜질도 그중 하나입니다. 이 방법은 현재까지 양의학적으로나 한의학적으로 시도된 적이 없으며 책을 접하는 여러분들만이 배울 수 있는 방법입니다. 그림과 함께 자세하게 설명을 드리겠습니다.

청력이 떨어지는 원인은 여러 가지입니다. 시끄러운 소리에 오래 노출되거나, 집안 내력상 유전적으로 귀가 잘 안 들리는 경우입니다. 직업상 장시간 소음에 노출되는 환경에 있거나, 음악을 너무 크게 틀어 놓고 장시간 듣는 경우, 청각신경에 문제를 일으키는 약물을 장기간 복용하는 경우 등이 원인이 되는 경우가 흔합니다. 말씀드린 원인들에 의해, 듣는 기능을 담당하는 뇌8차신경 즉 청각신경이 혹사를 당하게 됩니다. 청력이 조금씩 떨어지기 시작하는 시기에는 '가는 귀가 먹었다'고 흔히 얘기합니다. 초기 증상이 있을 때는 생활하는데 크게 불편을 느끼지 못하지만, 세월이 흐를수록 일상 대화에 문제가 생깁니다. 제 경우에는 집안 내력으로 외가쪽이 문제가 있습니다. 외할머니가 그러셨고 외삼촌과 외갓집 사촌형은 거의 귀가 안 들리십니다. 저는 얼마 전까지는 대화에 살짝 불편을 느끼는 정도였지만 시간이 지나면서, 목소리가 작은 사람이 얘기하는 소리는 이제 거의 듣지 못합니다. 앞에 테이블을 놓고 차를 마시면서 얘기할 때 잘 안 들리니까 자연스럽게 귀가 앞방향으로 향하게 되거나 얼굴이 앞으로 나오게 됩니다. 그래도 안 들리면, 잘 못 들었다고 다시 한 번 얘기해 달라고 합니다. 얘기하는 사람이 큰 소리로 얘기하는 것도 쉽지는 않습니다. 한두 마디 다시 말하는 건 괜찮지만 평소 목소리보다 큰 소리로 계속 상대방을 위해 말하는 것은 사실상 불가능합니다. 그러다 보니, 무슨 말을 하는지 알아듣지는 못해도 그냥 하염없이 고개를 끄덕이며 미소 짓는 얼굴을 할 수 밖에 없습니다. 자주 만나는 분들은 말씀은 안 하셔도 저의 사정을 아시는지, 제가 웃고 있으면 다시 한 번 말씀해 주십니다. 더 불편한 상황은 환자를 볼 때입니다. 몸이 아프면 말소리도 작아지고 발음이 부정확해지는 건 어쩔 수가 없습니다. 그런 상황에서 안 들리는 제가 그저 웃음만 띄우며 얼굴만 쳐다보고 있을 수는 없는 겁니다. 옆에 서 있는 간호사가 통역 아닌 통역을 큰 소리로 해 주는 지경이 되었습니다. 보청기를 끼는 것도 생각해 보았으나, 보청기는 소리를 증폭시켜 들리게 하는 것이므로 또 한 번 시끄러운 소리에 노출되는 것과 똑같아서 오랜 시간 보청기를 끼고 있으면 청력은 더욱 나빠집니다. 그래서 저는 절대 이어폰이나 헤드폰을 끼지 않습니다. 예전에 젊었을 때는 음악을 듣기 위해 헤드폰을 끼거나 스피커 볼륨을 크게 하고 들었지만 청력이 약해지기 시작하면서 귀를 보배처럼 여겨서 이어폰 사용도 안 하고 음악을 크게 듣지도 않습니다. 그러나 귀에 나쁘다는 것을 피하고 아낀다고 해서 청력이 좋아지는 것은 아니기에, 궁여지책으로 이런저런 고민 끝에 귓바퀴

뒤쪽 부교감신경이 지나가는 자리에 자석도 붙여보고 이침을 붙이기도 했습니다. 불편하기는 하지만, 효과는 조금 있는 듯 했으나 만족할 정도는 안 되고, 외견상 남의 눈에 보이는 게 신경이 쓰였습니다. 남들이 저한테, 왜 멀미약을 붙이셨어요? 등 여러 질문에 답하는 것도 불편하고 해서 다 떼어내고 다시 고민을 시작했습니다. 그러면서 현대의학과 한의학, 명상 등 머릿속에 저장되어 있던 여러 지식들이 합해지고 연결되면서 세 가지 지식이 융합된 저만의 방법을 찾게 되었습니다. 비침투적인 방법을 이용해서 청신경 주위를 지나는 혈관에 혈액을 공급하면 해결할 수 있을 것이란 결론을 얻었고, 시행 결과 대화에 지장이 없는 정도로 호전이 되었습니다. 너무 오랜 시간동안 아주 서서히 진행된 청각신경 퇴행 변화이었기에 완전 회복까지는 어렵겠지만 대화에 불편이 없는 정도 까지는 가능할 것입니다. 저의 현재 상태는 테이블 건너편에 앉아 자연스럽게 얘기하는 상대방의 말을 다 알아들을 수 있게 되었습니다. 이 방법을 여러분과 공유해서 귀가 잘 안 들려서 불편을 겪는 분들의 증상이 조금이라도 좋아지기를 바랍니다. 이 방법이 어떤 기전을 통해 청력을 좋아지게 하는지, 어떻게 하면 되는지 자세하게 설명을 드리겠습니다. 사람의 피부는 모두 완전한 방수 기능이 있습니다. 귓속 피부도 마찬가지입니다. 그러나 고막에 문제가 있는 분이나 중이염 등 귀에 문제가 있는 분들은 안 하시는 게 좋습니다.

[실행방법]

1. 목욕탕에서 더운 물(38℃)을 욕조에 받습니다.
2. 물은 귀가 완전히 잠기고 얼굴이 반쯤 잠기는 정도로 욕조에 받습니다.
3. 코와 입은 물 밖으로 노출을 시켜 편하게 숨을 쉴 수 있도록 합니다.

4. 물속에 있는 시간은 10분입니다.

5. 두 발을 욕조 턱 위에 올려놓습니다. 그 이유는 얼굴부분을 더운 물에 담그면 머리 부분의 혈관이 확장되고 평형을 담당하는 귓속 신경줄기가 더운 물에 자극을 받아 어지럼증이 생길 수 있습니다. 이를 방지하기 위해 하체를 상체보다 높게 위치하면 하체의 혈액이 얼굴과 머리쪽으로 순환되면서 어지럼증이 많이 완화됩니다만, 어지럼증이나 귀 안에 문제가 있는 분은 안 하시는 게 좋습니다. 몇 개월 시행 후, 청각이 좋아지기 시작하고 몸이 적응되면 물에 담그는 시간을 10분씩 하루 2번으로 늘립니다.

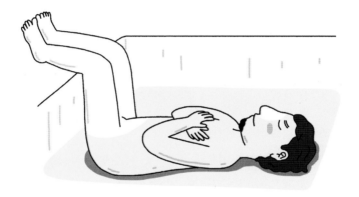

물속에 담그는 자세

6. 물에 공포증이 있거나 심장 질환, 호흡기 질환 등이 있는 분은 하지 마시고 특히 귓속 염증이 있거나 중이염 등 고막에 문제가 있으면 하지 마세요. 여러 사람이 사용하는 욕조에서도 하지 마세요. 곰팡이균이나 세균 감염이 우려되므로, 집에서 항상 사용하는 욕조를 깨끗이 닦고 사용하세요.

7. 물이 계속 피부에 닿으면 피부가 약해지거나 건조해져서 가려움증이 생길 수 있으니, 물속에 목욕용 오일을 적당량 떨어뜨려서 물에

닿는 귓속 피부가 건조해지거나 상하지 않게 해야 됩니다.

8. 더운 물에 배를 담그고 있으면 혈액 순환이 증가해 방귀가 나오기 쉽습니다. 물속에서 방귀를 뀔 경우, 귓속 가려움증이나 염증을 유발할 수 있으니 주의하세요.

9. 물속에 들어가고 나올 때는 뒷머리를 욕조면에 등을 대고 미끄러지듯 서서히 들어가고 나오는 게 좋으며 물장구를 치지 마세요. 청신경은 두 갈래로 나뉩니다. 하나는 듣는 기능을 담당하고, 또 하나는 몸의 균형을 잡을 수 있도록 평형감각을 담당합니다. 더운 물에서 혈액 순환이 증가해서 청신경이 자극을 받을 때 갑자기 일어나면 어지럼증이 생기고 넘어질 수 있으니 주의를 바랍니다. 이 어지럼증은 수분 후에 없어집니다.

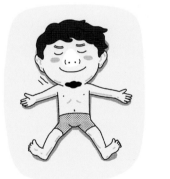 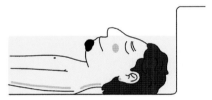

10. 물속에서 나온 후에는 손으로 손잡이를 잡아서 어지럼증에 대비해야 합니다. 귓바퀴 뒤쪽을 손가락으로 두드려 자극을 줍니다. 이후, 귀 앞쪽도 같은 방법으로 두드려 자극을 줍니다. 귓바퀴 안쪽 윗부분을 손가락으로 마사지해 자극을 줍니다. 이 방법은 귓속 외이도에 따뜻한 물을 접촉하게 해서 혈관을 넓혀 혈액 순환이 잘 되도록 합니다.

11. 물기를 없앤다고 면봉 등으로 세게 귀를 후비지 마세요.
12. 귓속에 물이 들어가서 갑갑하시면, 솜을 외이도에 넣었다가 빼시면 됩니다.
13. 고막에 이상이 있는 분은 이 방법을 사용하시면 안 됩니다.

청력 저하 회복 방법을 자세히 설명드리는 이유는 따로 배우지 않더라도 혼자 해보실 수 있도록 하기 위함입니다.

이 방법의 안전성에 대해서는 이비인후과 전문의 선생님 두 분께 자문을 구했고 이비인후과적으로 문제가 없음을 확인했습니다. 원활한 혈액 순환은 주위 조직에 산소를 공급하고 이산화탄소를 걷어 들이며 모세혈관을 통해 에너지를 공급합니다. 물은 조직의 형태에 따라 그 모양이 조직에 맞게 바뀌어 구석구석 골고루 공급됩니다. 들리는 효과는 생각보다 빠르게 나타납니다. 저 같은 경우는 2개월 정도 지나니까 일반 대화할 때 상대방의 얘기가 이전보다 잘 들리고, 텔레비전을 다시 보게 되었습니다. 제 자신도 인지하지 못했던 사실은 몇 년 전 부터인가 텔레비전을 안 보게 되고, 가끔 보게 될 때는 볼륨을 0으로 해놓고 자막과 화면으로만 봤다는 사실입니다. 텔레비전 소리를 크게 하면 소리가 울려서 더 안 들리고 작게 하면 작아서 안 들리니까 아예 소리를 꺼 놓은 겁니다. 아마 귀가 어두우신 분들의 공통된 텔레비전 시청방법이 아닌가 합니다. 청각이 약해지신 분들은 제 입장이 무엇을 의미하는지 공감하실 겁니다. 그러던 제가 이제 다시 텔레비전 볼륨을 켜고 시청하게 되었으며 어느 순간, 그런 저를 제가 인식하면서 참 신기하다는 생각을 하게 되었습니다. 아직은 일반분들처럼 소리를 작게 해놓고 시청할 정도는 아니지만 남이 시끄러울 정도로 크게 틀어놓지는 않는 정도가 되었습니다. 이젠 상대방 이야기가 안 들려서 그냥 천사의 미소를 짓고 있지는 않습니다. 식당에서 형제들끼리 식사를 할 때 "제가 청력이 좋아졌다"는 이야기를 하니까 테이블 건너편에 앉아있던 작은 형님이 확인해 보겠다고 하면서 천으로 입을 가리고 말을 했습니다. 혹시 입모양을 보고 알아들을 수 있기 때문이라고 하면서 말입니다. 근데 다 들리는 얘기를 다시 복창하니까 작은 형님도 제 청력이 확실히 좋아졌다고 신기해합니다.

귀가 어두운 사람들의 특징은 상대방이 무엇인가를 질문을 하면 그 분위기에 맞는 대답은커녕 아주 엉뚱한 대답을 하는 경향이 있습니다. 식구들끼리 같이 있을 때, 아들이 저한테 뭐라고 물어보면 제 대답이 하도 엉뚱하게 나오니까, 아들이 하는 말인즉 "대답을 하셔도 지금 상황과 분위기에 맞는 대답을 하셔야지 얼토당토않은 대답을 하면 어떻게 해요" 합니다. 저는 이렇게 대답하죠. "들린 대로 답변을 한 거다" 웃고 지나갈 수 있는 얘기 같지만, 이런 상황이 오래 지속되다보면 대화가 점점 끊기고 소외되기 시작합니다. 그런 상황에서 저는 어떡해야 되나요? 그냥 천사처럼 웃는 수밖에 없습니다. 웃는 게 웃는 게 아닙니다. 그러나 어쩔 수 없습니다. 방법이 없기 때문이죠. 그러나 지금은 아닙니다. 청력이 좋아지는 방법을 찾았기 때문에 우스운 얘기할 때만 웃습니다. 저의 현 상황입니다. 이 방법은 앞에서 말씀을 드린 것처럼, 비침투적 방법이며 약을 쓰거나 수술을 하거나 돈이 들어가지 않습니다. 단, 매일 욕조에 물을 받아서 써야 되니까 물값이 좀 많이 나올 겁니다. 물값은 감수를 하셔야 됩니다.

물의 장점을 말씀드리자면 물은 손이 미치지 않는 곳이나 다른 것들이 미칠 수 없는 깊은 곳까지 들어갔다가 그대로 빠져나옵니다. 물이 닿는 부위 즉 피부나 점막이 건조하지 않게만 신경 써서 적당한 수분을 유지시켜주면 됩니다.

저자 소개

조왕기

매동초, 보성중, 보성고 졸업
내과 전문의

한양대학교 의과대학 및 대학원 졸업
치매 진료 의사 전문화 과정 수료

자격증
– 대한민국 의사면허증
– 대한 최면협회 최면사 자격증
– 실용신안특허 획득(대한민국 특허청) 2014
– 대한민국 내과 전문의 자격증
– 중국 기공협회 기공사, 기공의사 자격증
– '신체 지지 장치' 근골격계 정상화 장치

현재
– 조왕기내과 원장
– 세계라켓볼연맹 부회장
– 아시아라켓볼연맹 회장

저서
– 《누구세요 접니다》, 1998 공저(기공 서적) 하남출판사
– 《숨을 잘 쉬어야 기가 산다》, 2001(명상 서적) 하남출판사
– 《건강 재테크》, 2007 공저(양방·한방·명상 관련 건강 서적) 지혜의 나무
– 《내몸 건강백과》, 2008 공저(양방·한방·명상 관련 건강 서적) 웅진출판사(웅진윙스)

별난 내과의사가 알려주는 정력을 키우는 방법

1판 1쇄 인쇄 2020년 10월 23일
1판 1쇄 발행 2020년 10월 30일

지 은 이 조왕기

펴 낸 이 류원식
책임편집 이유나
디 자 인 신나리

펴 낸 곳 린쓰
주　　소 (10881)경기도 파주시 문발로 116
등　　록 제406-2016-000123호
전　　화 031-955-6111
팩　　스 031-955-0955
이 메 일 newonseek@gmail.com

ISBN 979-11-960549-8-4(03510)

린쓰 '이웃鄰린의 글쓰기' 린쓰입니다.
머릿결을 부드럽게 해주는 린스처럼 삶의 윤기를 더할 이웃의 목소리를 담겠습니다.